ラク〜に作れておいしくやせる！

オートミール 米化

がっつり ヘルシーレシピ

これぞう 著

Gakken

Introduction

はじめに

日本人にはなじみの薄かったオートミールが
お米みたいな主食に変身！
レンジで１分チンするだけで食べられる！

「オートミールに水を加えて電子レンジで1分加熱するだけで、お米のような食感になる！」オートミール米化を発見したことは、まさに僕の中で人生の転機といえる大革命でした。

味にクセがないから、どんな料理にも合い、アレンジの可能性は無限大。これなら白米が大好きな僕でも、無理せず我慢せずにダイエットができるのではないか…。そう思い夢中でレシピ開発をしてきました。

そのおかげで、105kgもあった体重は2年かけて−40kgの65kgに。体が軽くなって長年悩まされていた椎間板ヘルニアも治りました！ そして、これまではダイエットしてやせてもリバウンドをくり返す人生だったのですが、オートミール米化生活を始めてからは、大きなリバウンドを一切しなくなったのです。

そんな僕の体験をもとに提案した前著『オートミール米化ダイエットレシピ』はありがたいことに多くの方からの反響をいただきました。

今回は前著にも増してバリエーションを増やし、ラクにできておいしさにもこだわった時短レシピを集めました。ほとんどが、まだtwitterでも発表していない新作レシピばかり。オートミール米化ダイエットをこれから始めたい人にも、新しいダイエットレシピを増やしたい人にもぴったりの内容になっていると思います。

オートミール米化のいいところは無理なく、おいしくダイエットできるところ。

昔の僕と同じように、リバウンドをくり返して、一生無理をしながらダイエットを続けなければいけないのかと絶望している方がいたら「こんなにいいダイエット法があるんだよ！」と教えてあげたいです。

この本で一人でも多くの方にオートミール米化のおいしさを知っていただいて、ダイエットの手助けになればうれしいです。

これぞう

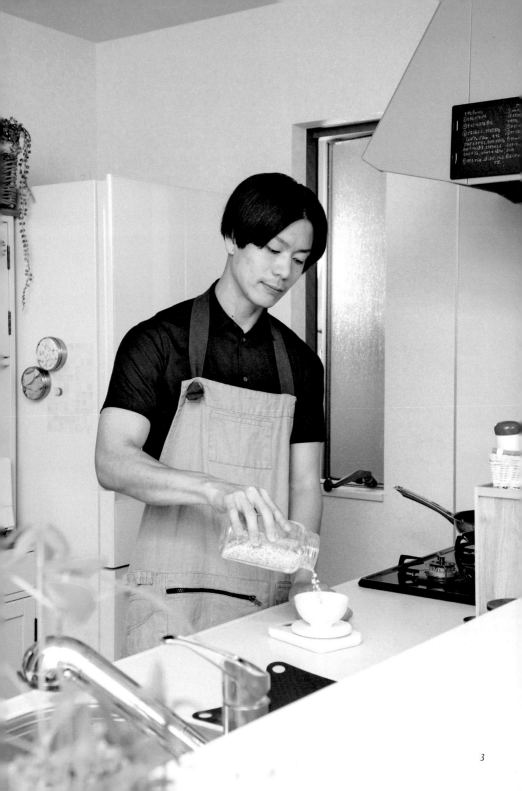

オートミール米化のルール

オートミール米化レシピを作るときに、
僕が普段から意識しているこだわりのポイントを紹介します。

1 電子レンジだけで作れるレシピが満載!

料理があまり得意ではない僕が考えたレシピは
どれも簡単にできるものばかり! 本書のレシ
ピは**電子レンジを最大限に活用して、包丁も極
力使わないように考えました。**洗い物が少ない
ので片付けもラク! 忙しいけれどダイエット
したいという人にもおすすめです。

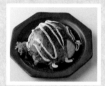 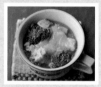

2 外出先でも気軽に食べられる

**おにぎりやラップサンド、スープジャーなど、
外出先でのランチにもぴったりなメニューがた
くさん。**外食ではつい糖質の多い食事になりが
ちですが、オートミール米化なら糖質をカット
した食事を取り入れやすいです。いつでもどこ
でもサッと食べられるのもうれしい!

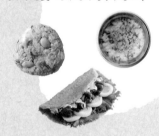

3 冷凍食品や缶詰市販の惣菜をフル活用

**冷凍食品や缶詰など半調理された食品を使って
いるので、調理の手間が省けて時短になります。**
市販の惣菜を使えば料理に不慣れな方でも失敗
なし! 活用できるものはどんどん取り入れて
ラクをしちゃいましょう。

4 オートミールはブレンドをして楽しむ

オートミールで一般的なのはプチプチとした食
感が特徴のロールドオーツと、ロールドオーツ
を細かくし、より水分が浸透しやすくした時短
調理向きのクイックオーツの2つ。食べ応え
を重視するならロールドオーツを多めにするな
ど、**割合は好みでアレンジしてみましょう。**

＼ クイックオーツ ／　　＼ ロールドオーツ ／

5 糖質の少ない食材を組み合わせる

せっかくオートミールで糖質をカットするなら、**組み合わせる食材も糖質が少なめのもの**をチョイスしたいもの。高たんぱく低脂質の鶏むね肉や冷凍シーフードがおすすめ。食べ応えを出したいときはカット野菜やもやしなどの野菜でカサ増しをすると満足感がアップします。

／ 糖質少なめの
食材をチョイス！
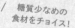

6 ボリュームを出し1品で満足感100%

具材をたっぷり入れてボリュームを出すようにしているので、我慢しなくても食べすぎを防ぐことができます。**ヘルシーな食材でも、味をしっかりめにつけることで満足感がアップ！** お腹いっぱいに満たされるのに、罪悪感はありません。

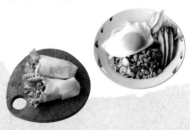

7 低糖質調味料でカロリーと糖質を抑える

うっかり見落としがちな調味料ですが、意外とカロリーや糖質が高いので、**できるだけ糖質やカロリーカットタイプのものを使うと安心です**（とはいえ、普通の調味料を使ってもダイエット効果は十分期待できます！）。僕のおすすめの調味料はP17でご紹介しています。

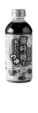

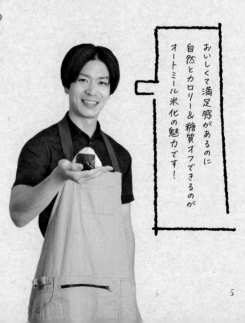

おいしくて満足感があるのに自然とカロリー＆糖質オフできるのがオートミール米化の魅力です！

5

Contents

もくじ

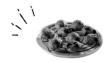
Chapter 1

\ オール新作！ /
オートミール米化
レシピBEST10

Chapter2

オートミール 米化の定番 がっつり お肉系レシピ

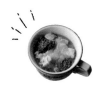

Chapter3

オートミール 米化の新味

ヘルシー 魚介系レシピ

Chapter 4

常備食材で
パパッとできる

野菜・卵・
豆腐系レシピ

column3

おいしく食べて楽しくやせる！
オートミール米化献立…114

Chapter 5

ホッとひと息
つきたい
ときに

至福の
おやつレシピ

食べるだけで体にイイコトがたくさん！

オートミールの うれしい効果

オートミールには、ダイエット効果はもちろん、美容・健康効果も！
体の中から健康になれてうれしいことずくめです。

☑ 01 健康的に無理なくやせられる

水溶性食物繊維が豊富で満足感を得やすい！

オートミールには、体の不要物を包み込んで排出する働きを持つβ-グルカンが豊富に含まれています。β-グルカンは水溶性食物繊維の一種で、体の中で水分を吸収して膨らんでくれるので、オートミールをお米の代わりに置き換えても満腹感が得やすく、健康的にダイエットができます。また、食物繊維は大腸にいる善玉菌のエサとなって悪玉菌の増殖を抑えて腸内環境を改善し、やせやすい体作りをサポートしてくれます。さらに、オートミールは白米と比べても糖質が少ないので、ゆるく糖質オフダイエットに挑戦してみたい人にもおすすめです。

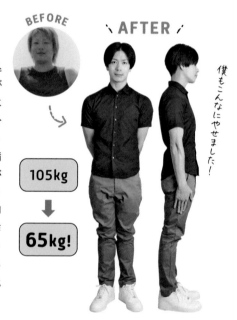

BEFORE → AFTER

105kg → 65kg!

僕もこんなにやせました！

オートミールでやせられるワケ

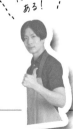 たくさんある！

●β-グルカンが水分を含んで膨張し、満腹感が持続する。
●β-グルカンが糖の吸収を抑えてくれる。
●白米や小麦に比べ、糖質が少ない。
●エネルギー代謝をサポートするビタミンB群が豊富！
●低GI＆GL食品で血糖値が上がりにくい。

☑ 02 腸内環境を整え 便秘を改善

**健康はもちろん
美肌効果にも期待!**

オートミールには、便を軟らかくする効果のある水溶性食物繊維と、便のカサを増やす効果のある不溶性食物繊維がバランス良く含まれているので、便秘の改善に効果が期待できます。腸内環境が整うと、美肌や免疫力アップなどのうれしい効果も。ダイエットはもちろん、健康で美しい体に近づけてくれます。

☑ 03 不足しがちな 鉄分を補える

**オートミールなら1日2食で
効率的に鉄分が摂れる!**

不足すると、貧血やめまいなどを引き起こす鉄分。白米にはほとんど含まれていませんが、オートミールには、1食（30g）あたり約1.17mg含まれています。1日に摂るべき摂取量は性別や月経の有無によっても異なりますが、1日2食をオートミールにすれば、1日の摂取量のおよそ30%を補うことができます。

☑ 04 筋力アップを サポート

**筋肉を大きく育てて
脂肪がつきにくい体に!**

オートミールは良質な植物性たんぱく質が豊富。特にバリン、ロイシン、イソロイシンという必須アミノ酸が多く含まれているので、筋肉をつけたい人の強い味方になってくれます。また、オートミールに含まれるβ-グルカンは余計な糖質などの吸収を防いで、脂肪がつきにくい体に導いてくれます。

☑ 05 血液をサラサラにして 生活習慣病を予防

**血糖値の上昇を抑えて
健康的な体を維持!**

糖質過多な食事をくり返していると食事のたびに血糖値が急上昇し、血糖値を下げるインスリンの働きが鈍くなります。一方、オートミールは糖質が少なく、血糖値を緩やかに上昇させ、血中に余った糖も体外に排出しやすくしてくれます。肥満のほか動脈硬化、心筋梗塞などの生活習慣病予防効果も期待できます。

オートミール米化のココがスゴイ！

健康にいいオートミールを、
日本人に合わせて食べやすくしたのがオートミール米化。
その魅力をご紹介します！

お米代わりに食べられる！

オートミール米化は、少なめの水でふやかすことで、白米に近い食感を実現！ 適度に糖質を抑え、主食置き換えダイエットができます。食物繊維がたっぷり摂れるのもポイントです。

とにかく作るのがカンタン！

基本のオートミール米化の作り方は、オートミールに水をかけて電子レンジで1分チンするだけ。白米好きで料理が超苦手な僕が考えたレシピはどれも驚くほど簡単にできるものばかりです。

バリエーションが多く飽きずに食べられる

シンプルでほんのり甘みを感じるオートミール米化は、いろんなアレンジが可能！ そのままごはん代わりにするのはもちろん、チャーハンやドリア、スイーツでもいけちゃいます。味に飽きが来ないのでダイエットも続けやすいです。

腹持ちがいいからドカ食いしない

オートミールは食物繊維が豊富。食後の血糖値を緩やかに上昇させてくれるので、少量でも満腹感が得られやすいです。腹持ちもいいのでドカ食いをする心配もありません。

持ち運びしやすく
お弁当にもぴったり

本書ではおにぎりやラップサンドのほか、スープ
ジャーなどで持ち運びできるレシピも多数紹介し
ています。外出先では糖質オフがしづらい……、
なんて悩んでいた人のランチにもおすすめです。

腸内環境を整え
キレイにやせられる

オートミールは水溶性食物繊維と不溶性食物
繊維をバランス良く含んでいます。オート
ミール米化なら糖質オフダイエットの悩みの
種でもある便秘とも無縁に！ 腸の調子が整
いやすく、肌ツヤもアップします。

おいしくて
満足度が高い

チャーハンやピザなど、普通ならダ
イエット中に避けたいような高カロ
リーなメニューも、オートミール米
化なら罪悪感なし。おいしく楽しく
ダイエットができるので、長く続け
やすいです。

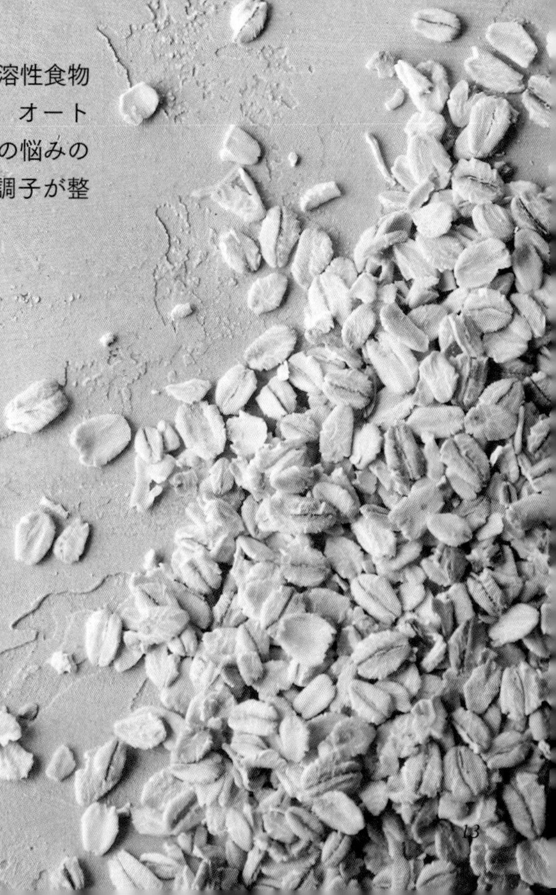

水を入れてレンチンするだけ！

オートミール米化の
基本の作り方

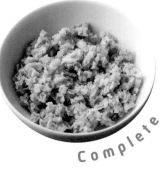

Complete

オートミール30gに水50mlを加えて
レンジで1分加熱するだけ！
固さはお好みで調整してください。

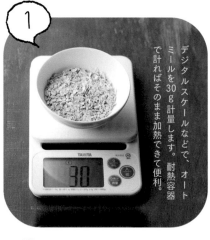

①

デジタルスケールなどで、オートミールを30g計量します。耐熱容器で計ればそのまま加熱できて便利。

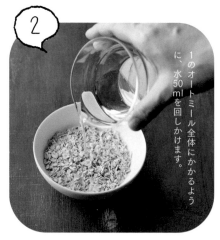

②

1のオートミール全体にかかるように、水50mlを回しかけます。

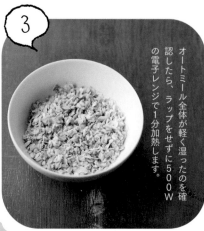

③

オートミール全体が軽く湿ったのを確認したら、ラップをせずに500Wの電子レンジで1分加熱します。

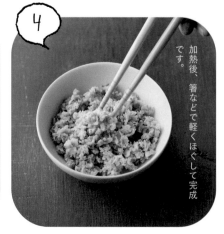

④

加熱後、箸などで軽くほぐして完成です。

ブレンドして さらにおいしく!

ここでは僕イチオシのブレンド例をご紹介します。

少し固めな食感にするには…

 20g + **10g** =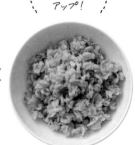

食べ応えが
アップ!

ボブズレッドミル オーガニック
オールドファッション ロールドオーツ

日食 オーガニック
ピュア オートミール

(こんな料理におすすめ!) 炒める系の料理のとき／リゾットなどでほどよく食感を残したいとき／
スープジャーにするとき

ほどよく食感が欲しいなら…

 15g + **15g** =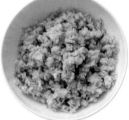

プチプチとした
食感が楽しめる!

日食 オーガニック
ピュア オートミール

ボブズレッドミル オーガニック
オールドファッション ロールドオーツ

(こんな料理におすすめ!) 米化の上に具をのせる料理のとき／納豆をかけるとき／
TKO(たまごかけオートミール)にも!

ブレンドするときのポイント

[大粒のオートミールを下に敷く]

器の底には水がたまりやすいため、小粒のクイックオーツを下に敷くと水を吸って団子化しやすくなります。大粒のロールドオーツを下にし、上にクイックオーツをのせましょう。

[1〜2分置いてから加熱する]

ロールドオーツなど大粒のオートミールはやや固めなので、水を加えて1〜2分置いてから加熱してください。その際、器を傾けるなどして、全体に水を行き渡らせるといいでしょう。

これぞう愛用 オートミール

オートミール米化ダイエットにおすすめのオートミールを紹介します。
スーパーやネットショップなどで購入可能です。

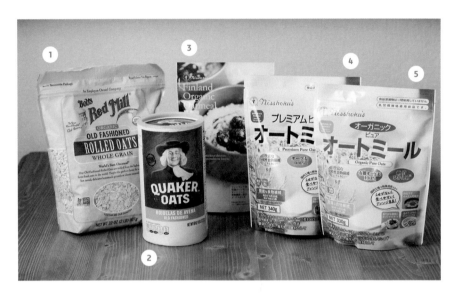

1 ボブズレッドミル オーガニック
オールドファッションド ロールドオーツ
/ユナイテッドヘルス

輸入品のため、海外通販などで購入できるロールド
オーツです。アメリカでオーガニック認定されてい
ます。大きめの粒で食感はしっかりめ。

2 クエーカー オールドファッション
オートミール
/カルディコーヒーファーム

世界中で人気のオートミール。日本のスーパーでも
販売されていることがあります。大きめのプチプチ
とした食感が楽しめるロールドオーツです。

3 日食 フィンランド産
オーガニック オートミール
/日本食品製造

オーツ麦本来の自然の甘みを感じるフィンランド産
の有機オーツ麦100%のオートミール。食品添加
物不使用でお子さまにもおすすめ。

4 日食プレミアム
ピュアオートミール
/日本食品製造

オーガニックタイプと粒感や味は似ていますが、容
量が少し多め。オーガニックタイプと同様に保存料、
着色料不使用なので安心です。

5 日食オーガニック
ピュアオートミール/日本食品製造

食品添加物は一切使用せず、安心の国内焙煎。粒が小
さめなので料理の時短にもなります。有機栽培された
オーツ麦を100%使用。

これぞう愛用 低糖質 調味料

僕が普段から愛用している調味料を紹介します。
低糖質・低カロリーで作りたい人は参考にしてください。

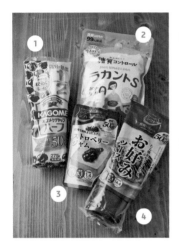

1 カゴメケチャップ ハーフ/
カゴメ

トマトの味わいはしっかりキープしたまま、糖質、塩分、カロリーを 50% カットといううれしい商品。味のアクセントに使用しています。

2 ラカントS /サラヤ

とうもろこしの発酵から得られる天然甘み成分と羅漢果の高純度エキスを使用し、砂糖の甘さに近づけています。天然素材でカロリーゼロなのがうれしい。

3 ストロベリージャム/
からだシフト

糖質を抑え、1 食あたりの糖質量は 5.1g。糖質オフダイエット中でも食べられるジャムです。洋酒で風味よく仕上がっています。

4 お好みソース/
からだシフト

糖質が多くなりがちなソースも糖質カットタイプを選びます。オートミールでお好み焼きなどを作るときやコクを出したいときにおすすめです。

5 糖質制限中濃ソース／
糖質制限ドットコム

野菜の旨みを凝縮し、スパイスを効かせたソース。一般的なソースより糖質を約 85% カット。ネットショップなどで購入できます。

6 無砂糖でおいしいぽん酢/
ヤマモリ

サラダや冷奴などさっぱり食べたいときにおすすめの糖質カットタイプのぽん酢。しっかりした味ですが砂糖は一切使われていません。

7 無砂糖でおいしいつゆ
/ヤマモリ

通常タイプのめんつゆには砂糖をたっぷり使用していますが、これは砂糖不使用。90% の糖質をカットし、普通のめんつゆと同様に使えます。

8 日の出 料理清酒糖質ゼロ/
キング醸造

その名の通り含まれる糖質がゼロの料理清酒。原料の米、米麹は国産米を 100% 使用。肉や魚の臭みを消し、旨みとコクを引き出します。

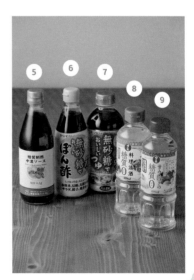

9 日の出 甘みとコクの糖質ゼロ/キング醸造

創業 120 年を超えるみりんメーカーが作る、みりんの代わりに使える糖質 0 の調味料。使い方はみりんと同じ。味わいもみりんと変わりません。

本書の使い方

本書のレシピページの活用法をご紹介します。

栄養素

レシピ通り作った場合のカロリーと、食物繊維、糖質の量を記載しています。

調理アイコン

調理法の特徴がひと目でわかるよう、アイコンで紹介しています。

電子レンジ1つ … 調理器具は電子レンジだけで作れるレシピです。
スープジャーにも … 完成後スープジャーに移して、持ち運びするのにおすすめのレシピです。
※スープジャーは熱湯を入れて5分以上置き、湯を捨てて保温したものを使いましょう（詳しくはP59参照）。
包丁を使わない … 包丁を使わず作れるレシピです。
※冷凍食品の代用で使う野菜などを調理する際には、包丁を使うこともあります。

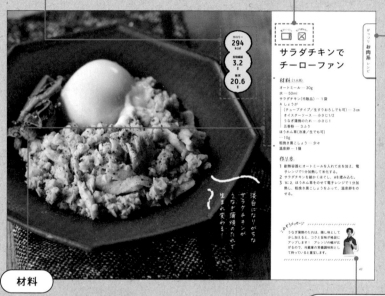

カロリー
294
kcal

食物繊維
3.2
g

糖質
20.6
g

サラダチキンで
チーローファン

材料 (1人前)
オートミール … 30g
水 … 50ml
サラダチキン（市販品）… 1袋
A しょうが
（チューブタイプ／生すりおろしでも可）… 3cm
オイスターソース … 小さじ1/2
うなぎ蒲焼のたれ … 小さじ1
五香粉 … 3ふり
ほうれん草（冷凍／生でも可）
… 10g
粗挽き黒こしょう … 少々
温泉卵 … 1個

作り方
1 耐熱容器にオートミールを入れて水を加え、電子レンジで1分加熱して米化する。
2 サラダチキンを細かくほぐし、Aを揉み込む。
3 鍋に2、ほうれん草をのせて電子レンジで1分加熱し、粗挽き黒こしょうをふって、温泉卵をのせる。

深白になりがちな
サラダチキンが
うなぎ蒲焼のたれで
生まれ変わる！

これぞうメッセージ
うなぎ蒲焼のたれは、隠し味として少し加えると、コクと旨味が格段にアップします！ アレンジ幅が広がるので、冷蔵庫の常備調味料として持っていると重宝します。

41

インデックス

メインで使っている食材がひと目でわかるインデックス。その日の気分にあった料理を探すのに便利です。

ガッツリ お肉系 レシピ

これぞうメッセージ・MEMO

これぞうメッセージでは、レシピが誕生した裏話などを僕が解説しています。MEMO は、おいしく作る秘訣や、レシピにまつわる栄養素についての話などを解説しています。

材料

具体的な分量がない場合は以下の通りです。
「適量」… 基本的には入れてほしい材料。分量はお好みで調整してください。
「適宜」… 彩りのためなどに加えているので、入れても入れなくてもいい材料です。入れる場合、分量もお好みで。
「ひとつかみ」… 片手でつかんだ分量です。
「ひとつまみ」… 片手の指3本でつまんだ分量です。
「少々」… 片手の指2本でつまんだ分量です。

注意点
●材料の分量は「大さじ1」= 15g／ml、小さじ1=5g／ml です。
●電子レンジの加熱時間は、500W のものを使用した場合の目安です。
●火加減は、特に指定のない場合、「中火」で調理しています。
●野菜を洗ったり、皮をむいたりといった基本的な下処理は省略しています。
●記載のカロリーと食物繊維、糖質量は目安です。食材やお使いの調理器具によって違いが出ます。低糖質・低カロリー調味料と普通の調味料を併記しているレシピの場合、低糖質・低カロリーのものを基準に計算しています。また、カロリーゼロ系甘味料の糖質は除き、計算しています。
●豆乳は調製豆乳を基準に計算しています。

Chapter 1

オートミール米化レシピ BEST 10

今回紹介する新作レシピの中で、僕が特に自信を持っておすすめする、こだわりの米化レシピを紹介します。どれも食べ応えがあるのにヘルシーで、味も天下一品！ ぜひお試しください。

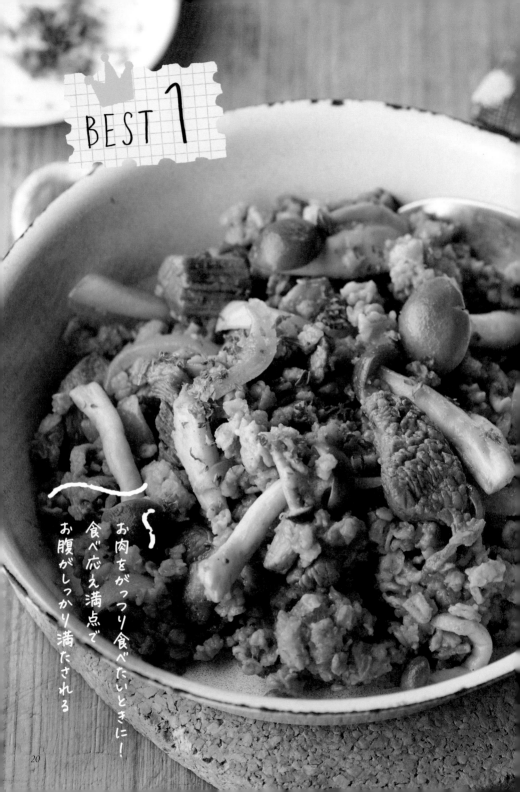

お腹がしっかり満たされる

食べ応え満点で

お肉をがっつり食べたいときに！

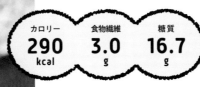

カロリー	食物繊維	糖質
290 kcal	**3.0** g	**16.7** g

ハヤシ飯

材料 (1人分)

バター … 5g
しめじ … 20g
玉ねぎ(薄切り) … 15g
オートミール … 20g
水 … 30ml
牛ロース切り落とし肉
… 50g

A デミグラスソース
… 大さじ1
豆乳 … 大さじ1
低糖質のケチャップ
(またはケチャップ) … 小さじ1
ナツメグ … 2ふり
ドライパセリ … 10ふり
イタリアンパセリ
(みじん切り) … 適宜

作り方

1 フライパンにバターを入れて火にかけ、しめじと玉ねぎを入れて炒める。

2 耐熱容器にオートミールを入れて水を加え、電子レンジで1分加熱して米化する。

3 1に牛肉を加え、色が変わったら2を入れて炒め合わせる。

4 3にAを入れて炒め合わせ、器に盛り、あればイタリアンパセリを散らす。

こんぞうメッセージ

ハヤシライスのルウがなくても手軽に作れないかと思い考案したレシピです。結果、市販のルウの味を超えました！

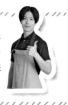

ビリヤニ

カロリー	食物繊維	糖質
258 kcal	**14.0** g	**19.5** g

材料（1人分）

糖質０g麺（丸麺）… １袋
オートミール … 20g
水 … 30ml
バター … 7g
A フライドオニオン … ひとつまみ
　 クミンシード … 7ふり
　 カシューナッツ … 10g
　 オイスターソース … 小さじ1/2
　 コンソメ（顆粒）… 小さじ1/2
　 鶏がらスープの素（顆粒）… 小さじ1
　 粗挽き黒こしょう … 少々
　 ガーリックパウダー … 5ふり
　 チリパウダー … 10ふり

小ねぎ（小口切り/冷凍でも可）… 小さじ1
ピーマン（小さく切る）… 1/2個
玉ねぎ（ひと口大）… 20g
しょうゆ … 少々
ゆで卵（輪切り）… 1/2個

作り方

1 事前に冷凍しておいた糖質０g麺を解凍し、1cm長さにカットする。

2 耐熱容器にオートミールを入れて水を加え、電子レンジで1分
加熱して米化する。

3 フライパンにバターを入れて熱し、1と2を入れてほぐしながら
炒める。

4 3にAを入れて炒め合わせ、全体に味をなじませる。

5 小ねぎ、ピーマン、玉ねぎを加えてさっと炒める。

6 しょうゆを回しかけ、器に盛り、ゆで卵をのせる。

こんぞうメッセージ

よく食べている大好きなお店の味を再現したくて、店
主に作り方を聞いて作った自信作です！　麺は紀文の
糖質０g麺を愛用！　麺糖質０g麺は、一度冷凍してか
ら解凍することで水が抜け、コシがアップします（メー
カー推奨の食べ方ではありません）。時間がない場合は、
もちろんそのまま使ってもOKです。

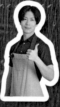

話題の糖質0g麺＋オートミールで
がっつりヘルシーな
激ウマレシピが爆誕！

BEST 2

ひと口もちもちパン

材料（1人分）

オートミール … 30g
水 … 60ml
絹ごし豆腐 … 75g
A おからパウダー（微粉タイプ）
　… 10g
　低糖質甘味料
　（または砂糖）… 20g
　バニラエッセンス … 少々
　豆乳 … 10ml
　ドライブルーベリー … 10g
　サイリウム … 小さじ1/2
　ベーキングパウダー … 3g

作り方

1 耐熱容器にオートミールを入れて水を加え、豆腐をのせて電子レンジで1分加熱し、なめらかになるまで混ぜる。
2 1にAを入れてよく混ぜ合わせる。
3 クッキングシートに2の生地をスプーンで落として丸く成型し、200度のオーブンで15分以上焼く。

カロリー	食物繊維	糖質
219 kcal	**10.5** g	**26.4** g

BEST 3

発酵時間不要で簡単！
ふわふわもちもちで感動のおいしさ

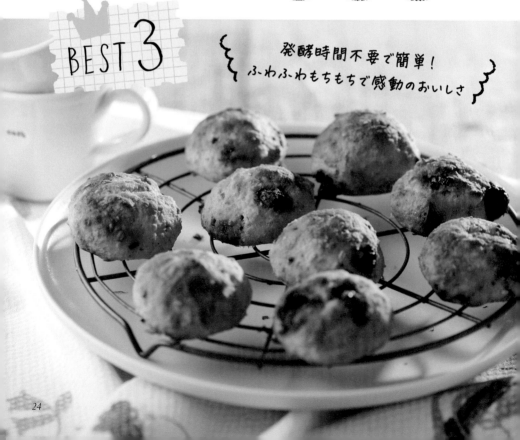

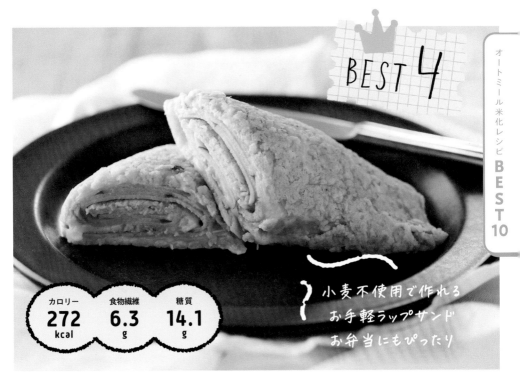

BEST 4

カロリー	食物繊維	糖質
272 kcal	**6.3** g	**14.1** g

小麦不使用で作れる
お手軽ラップサンド
お弁当にもぴったり

ハムチーズラップサンド

材料（1人分）

A オートミール … 20g
　おからパウダー（微粉タイプ）… 10g
　ミックスチーズ … 10g
　水 … 60ml
オリーブオイル … 小さじ1/2
低カロリーのマヨネーズ
（またはマヨネーズ）… 小さじ1
ハム … 4枚
ミックスチーズ … 15g

作り方

1 ボウルに**A**を入れて混ぜ合わせ、電子レンジで1分加熱してほぐし、丸くまとめる。

2 クッキングシートに**1**をのせてラップをかぶせ、めん棒で丸く延ばす。

3 フライパンにオリーブオイルをひいて火にかけ、**2**の片面を5～6分焼く。

4 **3**に低カロリーのマヨネーズを塗り、ハムを並べ、ミックスチーズを全体に散らして端からくるくると巻く。電子レンジで40秒加熱し、半分に切る。

これぞうメッセージ

某コンビニのあれが好きすぎて作ってしまいました！ 元パン職人の僕がこだわって作った、もっちりとした生地が絶品です（ラップサンドの詳しい作り方はP65を参照）。

ガパオライスを
オートミールで再現して
大幅糖質カット！

カロリー	食物繊維	糖質
402 kcal	4.5 g	19.3 g

ヘルシーガパオ

材料（1人分）

オートミール … 20g
水 … 30ml
オリーブオイル … 小さじ1
卵 … 1個
鶏むねひき肉 … 50g
木綿豆腐 … 130g
玉ねぎ(1cm角切り) … 20g

A しょうが(チューブタイプ／
　生すりおろしでも可)
　… 4cm
　ナツメグ … 3ふり

B ナンプラー … 小さじ1
　鶏がらスープの素（顆粒）
　… 小さじ1/2
　コンソメ（顆粒）
　… 小さじ1
　しょうゆ … 小さじ1/2
　低糖質のケチャップ
　（またはケチャップ）… 小さじ1/2
　粗挽き黒こしょう … 少々
カシューナッツ … 10g
ピーマン(細切り) … 1/2個分
赤パプリカ(細切り) … 1/8個分
バジル … 適量
レモン(またはレモン汁)
… 適量
パセリ … 適宜

作り方

1 耐熱容器にオートミールを入れて水を加え、電子レンジで1分加熱して米化し、器に盛る。

2 フライパンにオリーブオイル小さじ1/2をひいて熱し、卵を割り入れ目玉焼きを作り、皿に移す。

3 2のフライパンに残りのオリーブオイルをひいて熱し、ひき肉、豆腐、玉ねぎ、**A**を入れ、ほぐしながら炒める。

4 肉に火が通ったら**B**、カシューナッツを加えて炒める。

5 4にピーマン、赤パプリカ、バジルを加えてさっと炒めて1の器に盛り、2の目玉焼きをのせ、お好みでレモンを添え、あればパセリを飾る。

これぞうメッセージ

こちらもよく食べているお気に入りのガパオ専門店の味を再現してみました！ 豆腐を入れてカサ増しすることで、がっつり食べても糖質はしっかり抑えています。

きんぴらごぼうと
キムチと焼肉の
たれのキンパ

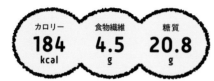

カロリー	食物繊維	糖質
184 kcal	**4.5** g	**20.8** g

材料 (1人分)

オートミール … 30g
水 … 50ml
焼肉のたれ … 小さじ1
きんぴらごぼう(市販品) … 10g
白菜キムチ(汁気を絞る) … 10g
ほうれん草(冷凍／生を茹でたもので
も可) … 10g
ベビーチーズ(縦3等分に切る)
… 1個
おにぎり用のり … 2枚
炒りごま(白) … 少々

作り方

1 耐熱容器にオートミールを
   入れて水を加え、電子レン
   ジで1分加熱して米化し、
   焼肉のたれを加えてほぐし
   ながら混ぜ合わせる。

2 ラップに**1**を半量のせ、おに
   ぎり用ののりの幅(長さ12
   ×幅6cmが目安)に広げる。

3 中央にきんぴらごぼう、キム
   チ、茹でて水気を絞ったほ
   うれん草、チーズを半量ずつ
   のせて折りたたみ、ラップの
   上からしっかりにぎる。

4 **3**をおにぎり用ののりで巻
   く。これをもう一つ作る。

5 **4**をそれぞれ半分に切って
   皿に盛り、炒りごまをふる。

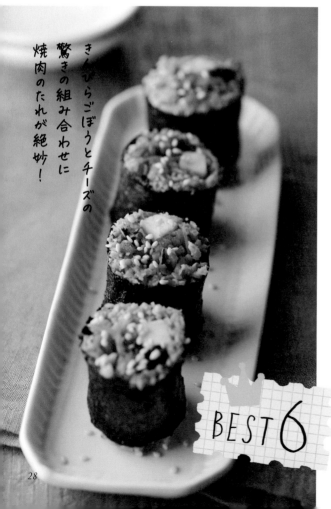

きんぴらごぼうとチーズの驚きの組み合わせに焼肉のたれが絶妙！

これぞうメッセージ

きんぴらごぼう
とチーズの組み
合わせが意外す
ぎるくらいおいしいことを
発見し、オートミール米化
で作れないかなと思って考
案したレシピです。

BEST6

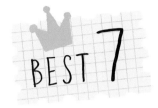

オートミール酢飯化で風味がアップ！なめ茸がアクセント

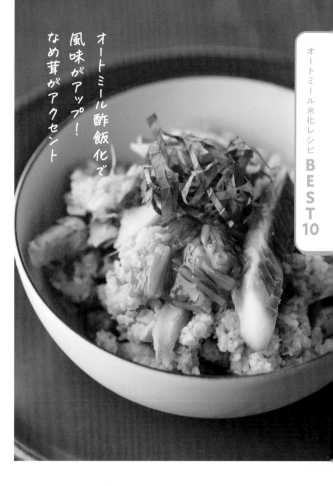

電子レンジ1つ

ほっけ飯

材料（1人分）

オートミール … 30g
水 … 50ml
ほっけの塩焼き（市販品）… 30g
A 低糖質の酢（または酢）
　… 小さじ1
　低糖質の甘味料
　（または砂糖）… 小さじ1
　炒りごま（白）… 小さじ1/2
　白だし … 小さじ1
大葉（細切り）… 1枚分
なめ茸 … 10g

カロリー	食物繊維	糖質
173 kcal	**3.4** g	**20.6** g

作り方

1　耐熱容器にオートミールを入れて水を加え、電子レンジで1分加熱して米化する。

2　1に、ほっけの塩焼き、Aを入れて混ぜ合わせる。

3　2に大葉を散らし、なめ茸をのせる。

これぞりメッセージ

いつも食べているほっけをもっとおいしく食べられないかと思ってひらめいたレシピ。オートミール酢飯化（P68参照）をすることで、風味がアップしてさらにおいしくなりました！

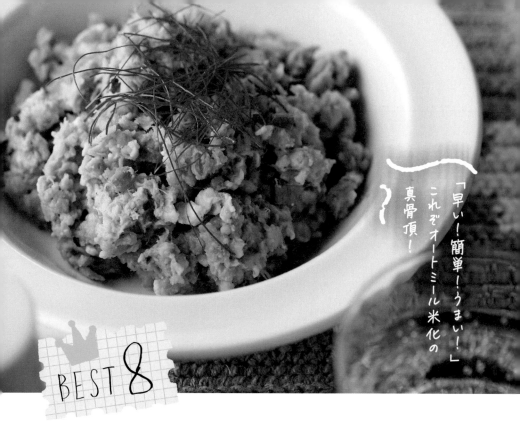

「早い！簡単！うまい！」これぞオートミール米化の真骨頂！

BEST 8

ツナの旨辛チャーハン

電子レンジ1つ

材料 (1人分)

ツナ缶(水煮) … 1缶(70g)
焼肉のたれ … 大さじ1
オートミール … 20g
水 … 30ml
A　ごま油 … 小さじ1/2
　　コチュジャン … 小さじ1/2
　　粗挽き黒こしょう … 少々
　　小ねぎ(小口切り／冷凍でも可)
　　… 大さじ1
　　低糖質のめんつゆ(またはめんつゆ)
　　… 小さじ1/2
　　卵 … 1個
糸唐辛子 … 適宜

作り方

1　汁気を切ったツナ缶に、焼肉のたれを加えてよく混ぜる。

2　耐熱容器にオートミールを入れて水を加え、電子レンジで1分加熱して米化し、1を入れる。

3　2にAを入れて混ぜ合わせ、電子レンジで2分加熱し、あれば糸唐辛子を飾る。

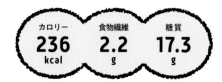

カロリー	食物繊維	糖質
236 kcal	2.2 g	17.3 g

グリル野菜の
シチューチーズドリア

材料（1人分）

オートミール … 30g
水 … 50ml
A シチューの素（粉末タイプ）… 小さじ1
　豆乳 … 100ml
　コンソメ（顆粒）… 小さじ1/2
　白だし … 小さじ1/2
　冷凍グリル野菜
　（市販品／なければお好みの野菜を焼く）
　… 40g
ミックスチーズ … 15g
ドライパセリ … 適宜

作り方

1 耐熱容器にオートミールを入れて水を加え、電子レンジで1分加熱して米化する。
2 1にAを入れて混ぜ合わせ、ミックスチーズをのせて電子レンジで2分30秒加熱する。
3 あればドライパセリをふる。

カロリー	食物繊維	糖質
253 kcal	**4.3** g	**27.3** g

BEST 9

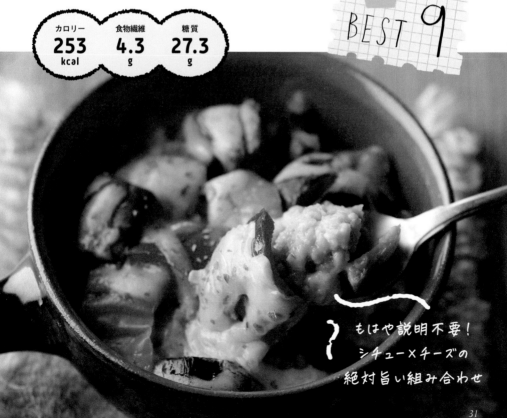

もはや説明不要！
シチュー×チーズの
絶対旨い組み合わせ

材料を入れて混ぜるだけ！
甘さひかえめで
高たんぱくだから
罪悪感なく食べられる

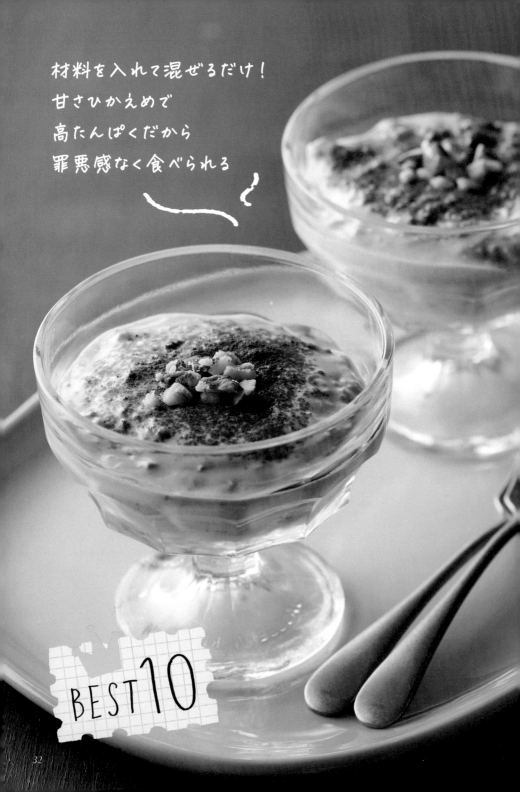

包丁を使わない

まるでティラミス

材料 (1人分)

A　オートミール … 20g
　　インスタントコーヒー … 1g
　　豆乳 … 20ml
　　低糖質のバニラアイス(またはバニラアイス) … 30g
　　ミックスナッツ(細かく砕く) … 少々
　　高たんぱくのヨーグルト(加糖) … 30g
　　低カロリーの甘味料(または砂糖) … 少々
　　シナモン … 少々
ココアパウダー … 適量
ミックスナッツ(仕上げ用) … ひとつまみ

作り方

1 グラスにAの材料を上から順に入れ、ラップをして冷蔵庫に入れる。

2 1時間ほどしてバニラアイスがやわらかくなったら混ぜ合わせる。ココアパウダーをふり、細かく砕いた仕上げ用のミックスナッツをのせる。

MEMO

アイスが溶けた頃が食べ頃。冷蔵庫でひと晩おいてもおいしく食べられます。

これぞうメッセージ

Aの材料は工程2で混ぜ合わせていますが、混ぜずに食べるのもおすすめ。混ぜないことで、本物のティラミスのように層ができ、食べる場所によって味の変化が楽しめます。

カロリー	食物繊維	糖質
148 kcal	**4.5** g	**18.5** g

これぞうさん教えて！

オートミール米化 なんでもQ&A

オートミール米化についてはもちろん、
フォロワーさんからよく聞かれる質問にお答えします！

Q1 twitterを始めた きっかけは？

A ふと、「そういえばオートミールを食べ始めてから数年リバウンドしていないな」と気づいたことがきっかけです。オートミール米化を発見し、食べ続けてからは大きなリバウンドを一切しなくなったので、オートミール米化の良さを一人でも多くの方に伝えたいと思うようになりました。

Q2 レシピはどのように 考えられていますか？

A 基本的にはダイエット中、その日その場で食べたいものを冷蔵庫の中を眺めながら即興で作ります。普段はズボラな僕でも、無理なく続けられることを大切に、「手間なし・洗い物が少ない・簡単・おいしい」を意識したレシピを考えています。

Q3 自分史上最高に おいしかったレシピは？

A 前作で紹介した、レンチンで作れるカップチャーハン。具はアレンジし放題、冷蔵庫にあるもので簡単にでき、周囲からも大好評でした。あとは、オートミール米化を大好物のカレーに合わせたり、主食に見立てて納豆やみそ汁、魚などと合わせ、定食風に食べるのも好きです。

Q4 モチベーションを キープする秘訣は？

A 無理なくゆるくダイエットを続けることが大切だと思っています。オートミール米化は、まさにそのために編み出した方法。まずはオートミール米化を試してみてください。どうしてもモチベーションが下がる場合は、一旦ダイエットから距離を置いてみるのも手だと思います。

Q5 オートミールの保存方法を 教えてください！

A 開封後は高温多湿や直射日光を避けて密閉します。オートミール米化を冷凍したい場合はラップに包み、完全に冷ましてから冷凍庫へ。調理したものを冷凍する場合は卵やこんにゃくなど冷凍に向かない食材もあるので注意してください。

Q6 目標体重を達成しても 続けたほうがいいですか？

A ダイエットの目標を達成したら、オートミール米化を食べる頻度を少し減らすのがおすすめです。オートミール米化レシピは低カロリーなものが多いので、人によってはやせすぎてしまうことも考えられます。僕も白米とオートミールをバランス良く食べるようにしていますよ。

Chapter 2

がっつり
お肉系
レシピ

「ダイエット中でもお肉をがっつり食べたい」

そんな願いを叶える

ボリュームたっぷりのレシピをご紹介!

我慢をせずにやせられる、

オートミール米化の魅力が詰まった

料理が満載です。

とろとろの半熟卵が
食欲をそそられる
子どもも大人も大好きな味

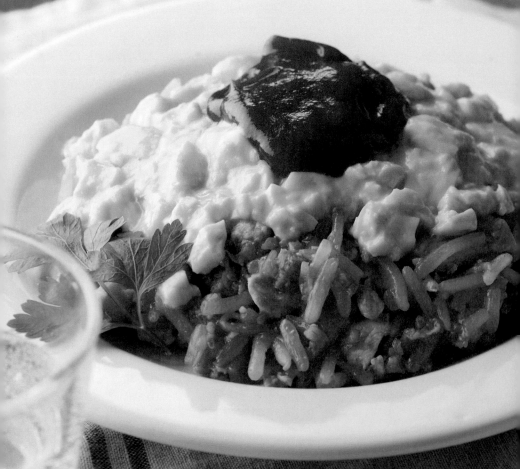

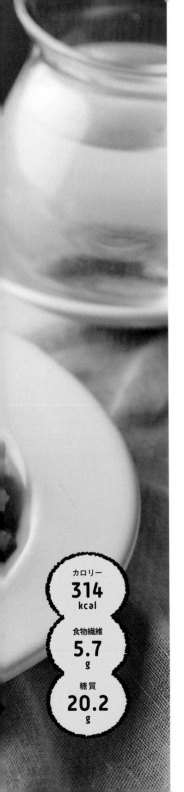

もやしチキン
オムライス

材料（1人分）

オートミール … 20g
水 … 30ml
バター … 3g
鶏むね肉（ひと口大に切る）
… 50g
もやし（手で短く折る）
… 200g

A トマトジュース … 50ml
　低糖質の甘味料
　（または砂糖）
　… 小さじ1と1/2
　低糖質のめんつゆ
　（またはめんつゆ）
　… 小さじ1/2
　粉チーズ … 小さじ1
　低糖質の中濃ソース
　（またはソース）… 数滴
　塩 … 少々
　粗挽き黒こしょう … 少々
卵 … 1個
豆乳 … 50ml
低糖質のケチャップ
（またはケチャップ）… 小さじ2
イタリアンパセリ … 適宜

作り方

1 耐熱容器にオートミールを入れて水を加え、電子レンジで1分加熱して米化する。
2 フライパンにバターを入れて熱し、鶏肉を炒める。
3 2にもやし、1、Aを加えて炒め合わせ、器に盛る。
4 1で使った耐熱容器に卵を溶き入れ、豆乳を加えて、電子レンジで2分加熱する。
5 4をかき混ぜスクランブルエッグにして3にのせ、ケチャップをかける。あればイタリアンパセリを飾る。

カロリー
314
kcal

食物繊維
5.7
g

糖質
20.2
g

MEMO

もやしは手でバキバキと折ってから米化したオートミールに混ぜると、カサ増しされて食べ応えがアップします。

電子レンジ1つ

グリル野菜
エスニック風

ゴロゴロ入った野菜と
ソーセージでお腹が
しっかり満たされる!

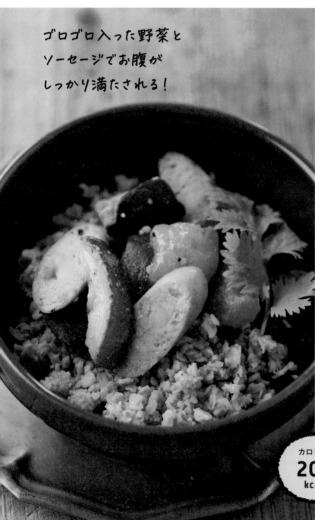

材料（1人分）

オートミール … 30g
水 … 50ml
冷凍グリル野菜
（市販品／なければお好みの
野菜を焼く）… 40g
ソーセージ（5mm厚さの斜め切り）
… 1本
A チリソース
　… 小さじ1と1/2
　ナンプラー … 小さじ2/3
　粗挽き黒こしょう … 少々
　コンソメ（顆粒）… 2つまみ
　ガーリックパウダー
　… 少々
パクチー … 適宜

作り方

1 耐熱容器にオートミールを
入れて水を加え、電子レン
ジで1分加熱して米化す
る。

2 冷凍グリル野菜、ソーセー
ジ、Aを入れて混ぜ合わせ
たものを1にのせ、電子レ
ンジで2分加熱する。あれ
ばパクチーを飾る。

カロリー	食物繊維	糖質
201 kcal	4.5 g	24.3 g

材料（1人分）

オートミール … 20g
水 … 30ml
A ごま油 … 小さじ1
  しょうが（チューブタイプ／
  生すりおろしでも可）
  … 3cm
鶏むねひき肉 … 50g
もやし（手で短く折る）
  … 150g
B 鶏がらスープの素（顆粒）
  … 小さじ1と1/2
  オイスターソース
  … 小さじ1/2
  低糖質の甘味料
  （または砂糖）… 小さじ1/3
  しょうゆ … 少々
  塩 … 少々
  粗挽き黒こしょう … 適量
卵 … 1個
小ねぎ（小口切り／冷凍でも可）
  … 大さじ1
トマト（くし形切り）… 適宜
レタス … 適宜

鶏ひき肉と もやしでチャーハン

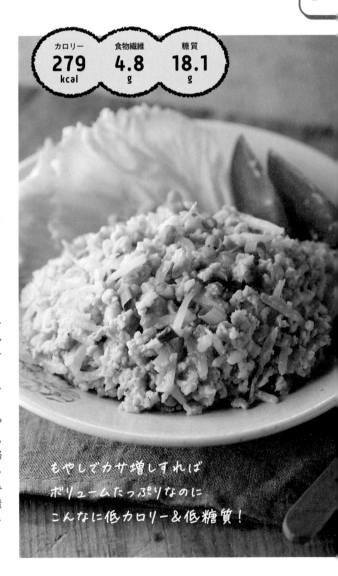

カロリー	食物繊維	糖質
279 kcal	**4.8** g	**18.1** g

作り方

1 耐熱容器にオートミールを入れて水を加え、電子レンジで1分加熱して米化する。

2 フライパンに**A**、ひき肉を入れて炒める。

3 肉の色が変わったらもやし、**B**を加え炒め合わせる。

4 卵を溶き入れて全体に絡め、火を止める。器に盛って小ねぎを散らし、お好みで粗挽き黒こしょう（分量外）を足す。あればトマトとレタスを添える。

もやしでカサ増しすれば
ボリュームたっぷりなのに
こんなに低カロリー＆低糖質！

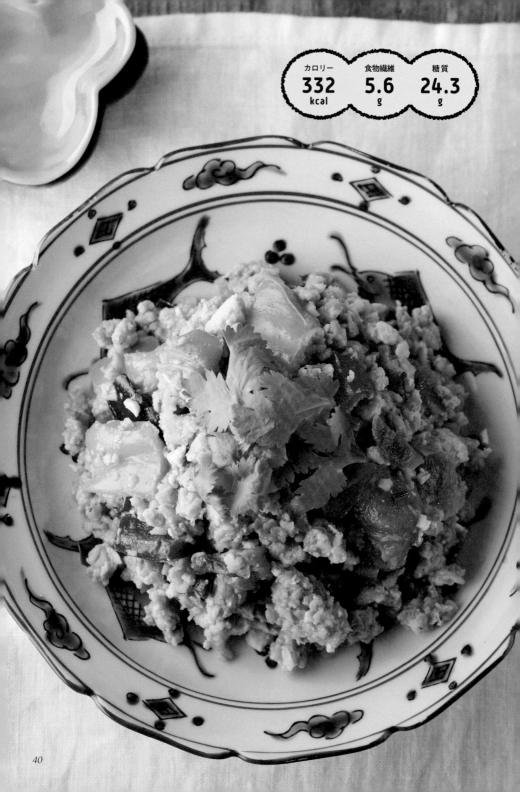

カロリー
332
kcal

食物繊維
5.6
g

糖質
24.3
g

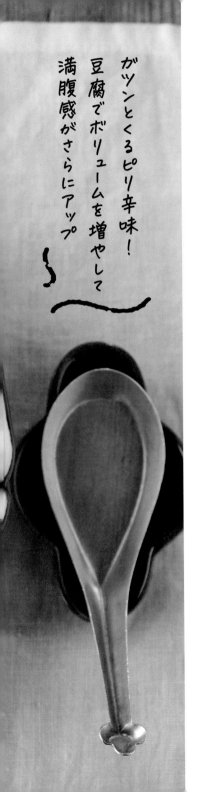

がツンとくるピリ辛味！
豆腐でボリュームを増やして
満腹感がさらにアップ

ひき肉と豆腐の
麻婆飯

材料（1人分）

オートミール … 30g
水 … 50ml
A ごま油 … 小さじ1
　しょうが（チューブタイプ
　／生すりおろしでも可）
　… 5cm
　赤唐辛子（輪切り）
　… 適量
鶏むねひき肉 … 100g
木綿豆腐 … 65g
冷凍グリル野菜
（市販品／なければお好みの
野菜を焼く）… 70g

B 低糖質の甘味料
　（または砂糖）
　… 小さじ2
　豆板醤 … 小さじ2/3
　しょうゆ … 小さじ1
　鶏がらスープの素
　（顆粒）… 小さじ1
　粗挽きガーリック
　… 少々
　粗挽き黒こしょう
　… 少々
　ホアジャオ … 10ふり
　小ねぎ（小口切り／
　冷凍でも可）… 大さじ1
パクチー　適宜

作り方

1 耐熱容器にオートミールを入れて水を加え、電子レンジで1分加熱して米化する。
2 フライパンに**A**を入れて炒め、香りがたったらひき肉を加えて炒め合わせる。
3 2に豆腐をちぎりながら加え、細かくなったら冷凍グリル野菜、1を加えてさらに炒める。
4 3に**B**を入れて水分が飛ぶまで炒め、器に盛り、あればパクチーをのせる。

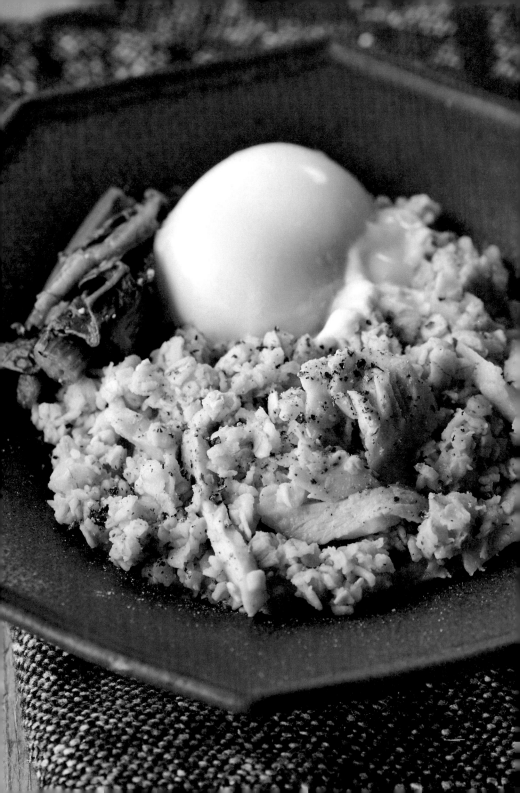

電子レンジ1つ　包丁を使わない

サラダチキンで チーローファン

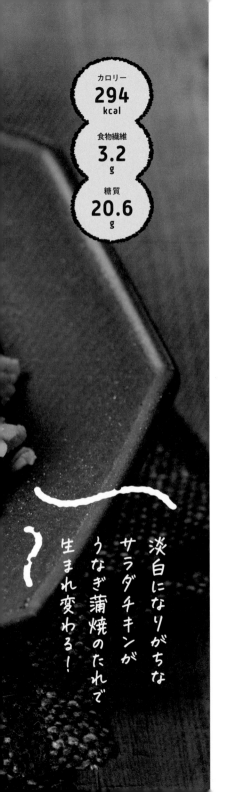

カロリー
294
kcal

食物繊維
3.2
g

糖質
20.6
g

淡白になりがちな
サラダチキンが
うなぎ蒲焼のたれで
生まれ変わる！

材料 (1人分)

オートミール … 30g
水 … 50ml
サラダチキン(市販品) … 1袋
A しょうが
　(チューブタイプ／生すりおろしでも可) … 3㎝
　オイスターソース … 小さじ1/2
　うなぎ蒲焼のたれ … 小さじ1
　五香粉 … 3ふり
ほうれん草(冷凍／生でも可)
… 10g
粗挽き黒こしょう … 少々
温泉卵 … 1個

作り方

1 耐熱容器にオートミールを入れて水を加え、電子レンジで1分加熱して米化する。
2 サラダチキンを細かくほぐし、**A**を揉み込む。
3 1に2、ほうれん草をのせて電子レンジで1分加熱し、粗挽き黒こしょうをふって、温泉卵をのせる。

これぞうメッセージ

うなぎ蒲焼のたれは、隠し味として少し加えると、コクと旨味が格段にアップします！　アレンジの幅が広がるので、冷蔵庫の常備調味料として持っていると重宝します。

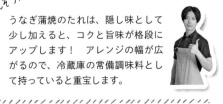

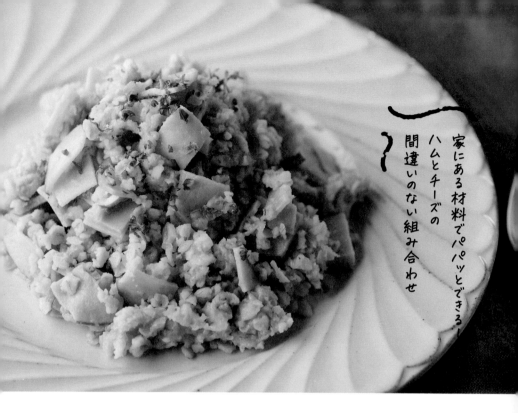

家にある材料でパパッとできる！
ハムとチーズの
間違いのない組み合わせ

ハムチーズピラフ

電子レンジ1つ

材料 (1人分)

オートミール … 30g
水 … 50ml
ハム(重ねて1cm角切り) … 4枚分
ミックスチーズ … 15g
A　バター … 5g
　　鶏がらスープの素(顆粒)
　　… 小さじ1/2
　　コンソメ(顆粒) … 2つまみ
　　粗挽き黒こしょう・塩 … 各少々
パセリ(みじん切り) … 適宜

作り方

1　耐熱容器にオートミールを入れて水を加え、電子レンジで1分加熱して米化する。
2　1にハム、ミックスチーズ、Aを加えて混ぜ、電子レンジで1分加熱する。
3　器に盛り、あればパセリを散らす。

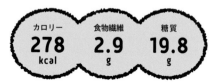

カロリー	食物繊維	糖質
278 kcal	2.9 g	19.8 g

鶏肉のチーズトマトリゾット

電子レンジ1つ

材料（1人分）

鶏むね肉（ひと口大に切る）… 70g
ブロッコリー（冷凍／生でも可）… 40g
冷凍みじん切り玉ねぎ
（市販品／生でも可）… 大さじ1
A トマトジュース … 50ml
　水 … 20ml
　豆乳 … 10ml
　酒 … 小さじ2
　コンソメ（顆粒）… 小さじ1
　低糖質の甘味料（または砂糖）
　… 小さじ1
　粗挽き黒こしょう … 少々
オートミール … 20g
水 … 30ml
ミックスチーズ … 10g

作り方

1 耐熱容器に鶏肉、ブロッコリー、冷凍みじん切り玉ねぎ、Aを入れてふんわりとラップし、電子レンジで3分加熱する。

2 別の耐熱容器にオートミールを入れて水を加え、電子レンジで1分加熱して米化する。

3 2に1を入れて軽く混ぜ、ミックスチーズを加え、電子レンジで1分加熱する。

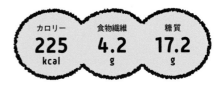

カロリー	食物繊維	糖質
225 kcal	**4.2** g	**17.2** g

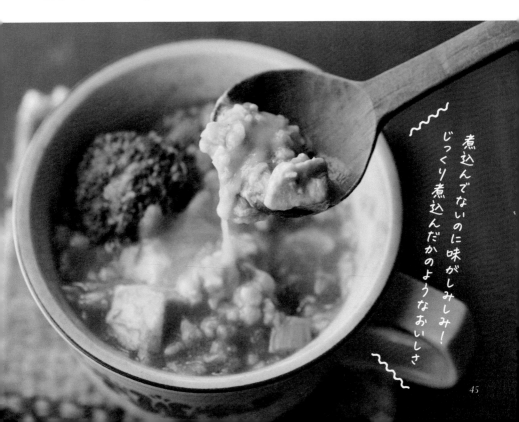

煮込んでないのに味がしみしみ！
じっくり煮込んだかのようなおいしさ

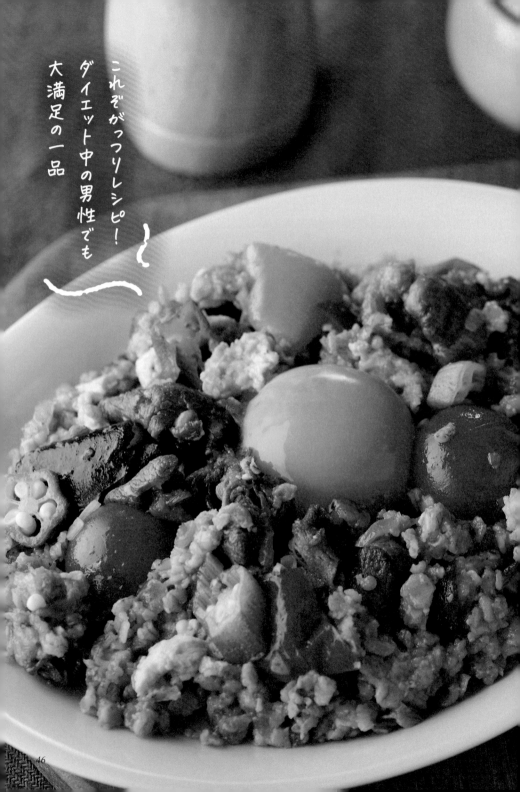

これぞがっつりレシピ！
ダイエット中の男性でも
大満足の一品

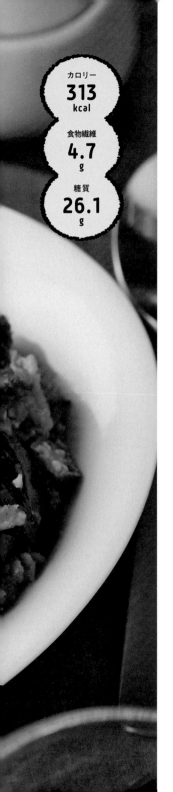

包丁を使わない

カロリー	
313 kcal	
食物繊維	**4.7** g
糖質	**26.1** g

グリル野菜と牛肉の
オイスターソース炒め

材料（1人分）

オートミール … 30g
水 … 50ml
オリーブオイル … 小さじ1/2
牛肩赤身肉 … 50g
冷凍グリル野菜
（市販品／なければお好みの
野菜を焼く）… 40g
ミニトマト（冷凍でも可）… 20g
冷凍みじん切り玉ねぎ
（市販品／生でも可）… 大さじ1
卵（卵黄と卵白を分ける）… 1個
刻みオクラ
（冷凍／生でも可）… 10g

A オイスターソース
　… 大さじ1
低糖質のケチャップ
（またはケチャップ）
　… 小さじ1/3
低カロリーのマヨネーズ
（またはマヨネーズ）
　… 小さじ1/3
低糖質のめんつゆ
（またはめんつゆ）
　… 小さじ1/3
こしょう … 少々

作り方

1 耐熱容器にオートミールを入れて水を加え、電子レンジで
　1分加熱して米化する。
2 フライパンにオリーブオイルをひいて熱し、牛肉、冷凍グ
　リル野菜、ミニトマト、冷凍みじん切り玉ねぎを炒め、火
　が通ったら1を加えて炒める。
3 フライパンのスペースを空け、卵白を加えて炒める。
4 3にオクラとAを加えて炒め合わせる。
5 お好みでお焦げを作る。器に盛り、卵黄をのせる。

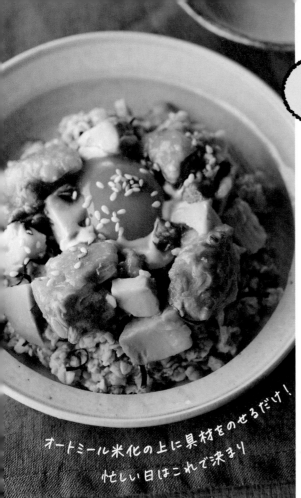

オートミール米化の上に具材をのせるだけ！

忙しい日はこれで決まり

カロリー	食物繊維	糖質
320 kcal	**4.5** g	**23.8** g

材料（1人分）

オートミール … 30g
水 … 50ml
粗挽き黒こしょう … 少々
刻みのり … 適量
アボカド（1cm角切り）… 小1/4個分
焼き鳥缶（たれ）… 1缶（60g）
低カロリーのマヨネーズ
（またはマヨネーズ）… 小さじ1/3
卵黄 … 1個
しょうゆ … 数滴
炒りごま（白）… 少々

作り方

1 耐熱容器にオートミールを入れて水を加え、電子レンジで1分加熱して米化する。

2 1に粗挽き黒こしょうを加えてほぐしながら混ぜ合わせ、刻みのりを散らす。

3 2にアボカド、焼き鳥をのせ、中央に低カロリーのマヨネーズを絞って卵黄をのせ、しょうゆ数滴をかけて炒りごまをふる。

電子レンジ1つ

アボカドと
焼き鳥缶で
ユッケ風

これぞうメッセージ

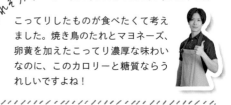

こってりしたものが食べたくて考えました。焼き鳥のたれとマヨネーズ、卵黄を加えたこってり濃厚な味わいなのに、このカロリーと糖質ならうれしいですよね！

材料（1人分）

鶏むね肉（ひと口大に切る）… 60g
冷凍グリル野菜
（市販品／なければ
お好みの野菜を焼く）… 30g
ほうれん草（冷凍／生でも可）
… 10g
赤パプリカ（小さめの乱切り）
… 1/8個分

A 豆乳 … 60ml
　水 … 40ml
　低糖質のカレールウ
　（またはカレールウ）… 10g
　しょうが（チューブタイプ／
　生すりおろしでも可）… 2cm
　ニンニク（チューブタイプ／
　生すりおろしでも可）… 1cm
　酒 … 小さじ1
　ナンプラー … 小さじ1/2
　鶏がらスープの素（顆粒）
　… 小さじ1/3
　オイスターソース … 小さじ1/3
　赤唐辛子（輪切り）… 少々
オートミール … 30g
水 … 50ml

電子レンジ1つ

チキンと野菜の タイ風カレー

カロリー	食物繊維	糖質
259 kcal	**4.8** g	**26.6** g

本格エスニックが
ダイエット中でも食べられる
ナンプラーが味の決め手！

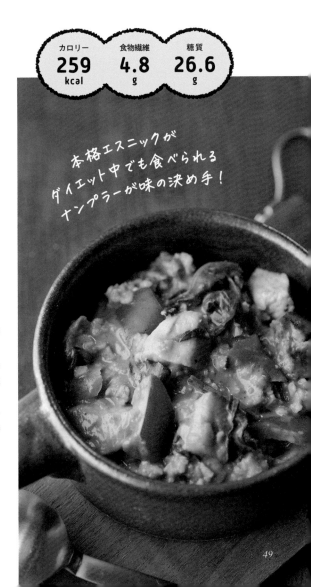

作り方

1 耐熱容器に鶏肉、冷凍グリル野菜、ほうれん草、赤パプリカ、Aを入れて混ぜ合わせ、ふんわりラップをして電子レンジで4分加熱する。

2 別の耐熱容器にオートミールを入れて水を加え、電子レンジで1分加熱して米化する。

3 2に1を混ぜ合わせる。

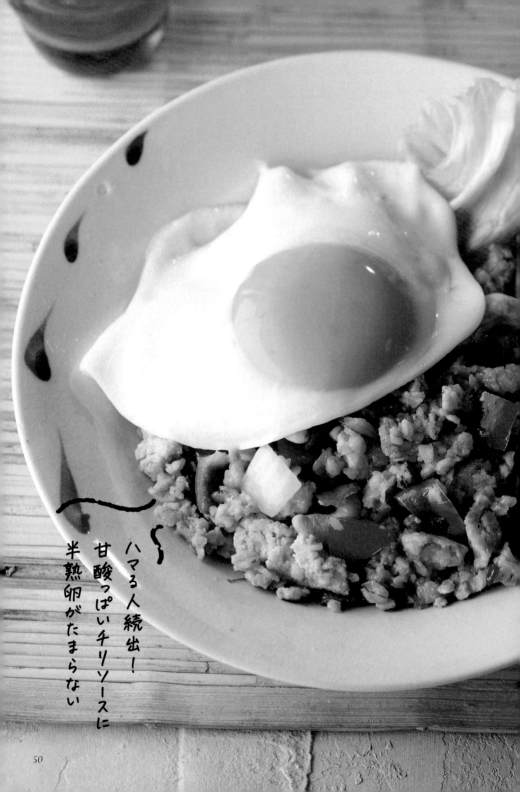

ハマる人続出！
甘酸っぱいチリソースに
半熟卵がたまらない

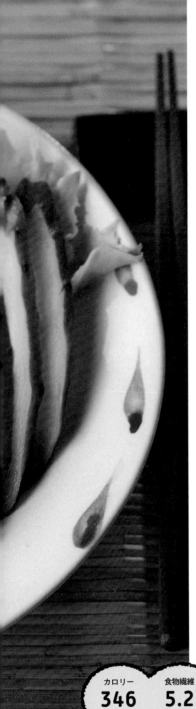

チキンナシゴレン
目玉焼きのせ

材料 (1人分)

オートミール … 30g
水 … 50ml
オリーブオイル … 小さじ1/2
卵 … 1個
しょうが(チューブタイプ/
生すりおろしでも可)
… 3㎝
鶏むねひき肉 … 50g
粗挽き黒こしょう … 少々
赤パプリカ(1㎝角切り)
… 1/4個分
ピーマン(1㎝角切り)
… 1/2個分

玉ねぎ(1㎝角切り) … 20g
カシューナッツ … 10g
A スイートチリソース
　… 小さじ1と1/2
　ナンプラー
　… 小さじ2/3
　鶏がらスープの素
　(顆粒) … 小さじ2/3
　オイスターソース
　… 小さじ1/4
きゅうり(斜め切り)
… 適宜
レタス … 適宜

作り方

1 耐熱容器にオートミールを入れて水を加え、電子レンジで1分加熱して米化する。

2 フライパンにオリーブオイルをひいて熱し、卵を割り入れて好みの固さの目玉焼きを作り、皿に移す。

3 2のフライパンにしょうが、ひき肉、1、粗挽き黒こしょうを加え、ほぐしながら炒める。

4 3に野菜、カシューナッツ、Aを加えて炒め合わせる。

5 器に盛り、2の目玉焼きをのせ、あればきゅうり、レタスを添える。

カロリー **346** kcal
食物繊維 **5.2** g
糖質 **27.9** g

お手軽シュクメルリ丼

材料 (1人分)

オートミール … 30g
水 … 50ml
焼き鳥缶 （塩）… 1缶
A 豆乳 … 50ml
　バター … 3g
　ガーリックパウダー … 小さじ 1/3
　粗挽き黒こしょう … 少々
イタリアンパセリ(乾燥でも可) … 適宜

作り方

1 耐熱容器にオートミールを入れて水を加え、電子レンジで1分加熱して米化する。
2 別の耐熱容器に焼き鳥とAを入れて混ぜ合わせ、電子レンジで1分30秒加熱する。
3 2を1にかけて、あればイタリアンパセリを飾る。

カロリー	食物繊維	糖質
264 kcal	**3.0** g	**25.6** g

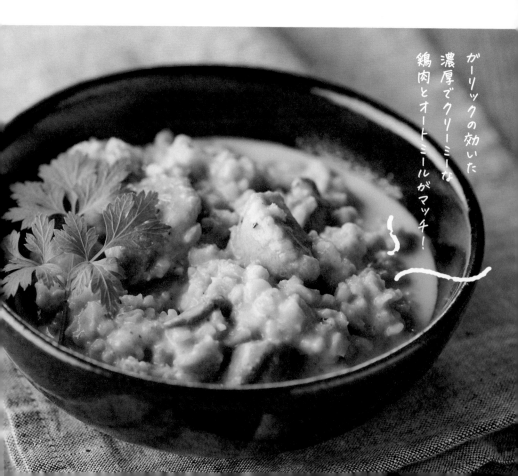

ガーリックの効いた濃厚でクリーミーな鶏肉とオートミールがマッチ!

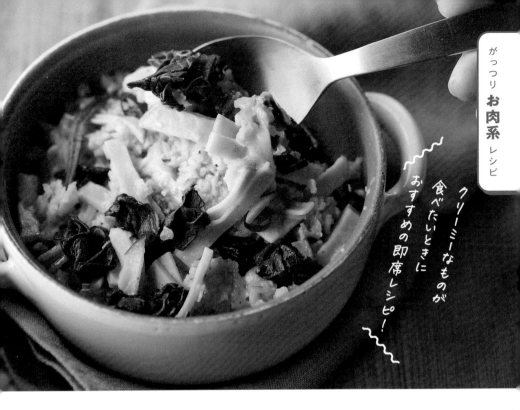

クリーミーなものが
食べたいときに
おすすめの即席レシピ！

豆乳ペペロンリゾット

材料 (1人分)

オートミール … 30g
水 … 50ml
ハム(細切り) … 3枚
ほうれん草(冷凍／生でも可) … 20g
ミックスチーズ … 15g
A 豆乳 … 30ml
　水 … 20ml
　オリーブオイル … 小さじ1/2
　コンソメ(顆粒) … 小さじ2/3
　ガーリックパウダー … 小さじ1/3
　塩 … 少々
　赤唐辛子(輪切り) … 適量
　粗挽き黒こしょう … 適量

作り方

1 耐熱容器にオートミールを入れて水を加え、電子レンジで1分加熱して米化する。

2 1にハム、ほうれん草、ミックスチーズ、Aを加えて混ぜ合わせ、電子レンジで2分加熱する。

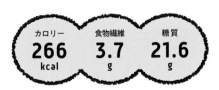

カロリー	食物繊維	糖質
266 kcal	**3.7** g	**21.6** g

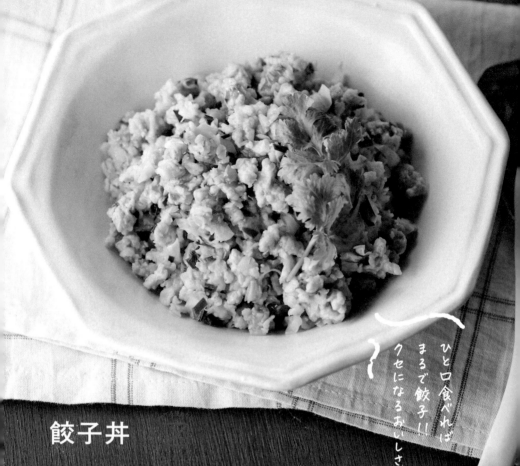

餃子丼

材料（1人分）

オートミール … 30g
水 … 50ml
ごま油 … 小さじ1/2
しょうが（チューブタイプ／
生すりおろしでも可）… 2㎝
鶏むねひき肉 … 50g
餃子用カット野菜
（市販品／生野菜のみじん切りでも可）
… 60g
　鶏がらスープの素（顆粒）… 小さじ1/2
　低糖質の甘味料（または砂糖）
　… 小さじ2/3
　　低糖質の酢（または酢）… 大さじ1
　　しょうゆ … 小さじ1/2
ラー油 … 適量
パクチー … 適宜

作り方

耐熱容器にオートミールを入れて水を加え、電子レンジで1分加熱して米化する。フライパンにごま油、しょうがを入れて弱火で炒め、香りがたったらひき肉、餃子用カット野菜、を加え、ほぐしながら炒める。　に　を加えて混ぜ合わせ、器に盛り、お好みでラー油をかけ、あればパクチーを飾る。

カロリー	食物繊維	糖質
227 kcal	4.0 g	23.4 g

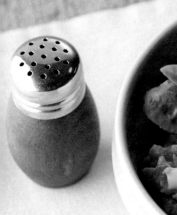

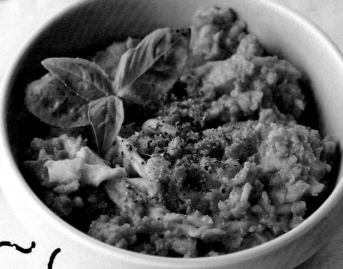

焼肉のたれを
加えることで
コクがアップ！

カロリー	食物繊維	糖質
260 kcal	**2.8** g	**19.9** g

濃厚トマトクリーム
パスタ風リゾット

材料（1人分）

オートミール … 20g
水 … 30ml
サラダチキン … 1/2袋
さけるチーズ … 1本
A トマトジュース … 100ml
　豆乳 … 50ml
　焼肉のたれ … 小さじ1
B コンソメ（顆粒）… 小さじ1/2
　低糖質の甘味料（または砂糖）
　… 小さじ1/2
粗挽き黒こしょう … 少々
バジル … 適宜

作り方

1 耐熱容器にオートミールを入れて水を加え、電子レンジで1分加熱して米化する。
2 サラダチキン、さけるチーズはほぐす。
3 フライパンにA、2のサラダチキンを入れて火にかけ、沸騰したら1、B、2のさけるチーズを加えて混ぜて火を止める。
4 器に盛り、粗挽き黒こしょうをふり、あればバジルを飾る。

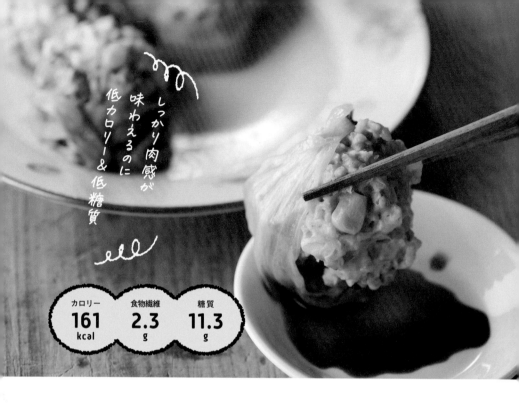

しっかり肉感が味わえるのに低カロリー&低糖質

カロリー	食物繊維	糖質
161 kcal	**2.3** g	**11.3** g

レンチンレタスシュウマイ

電子レンジ1つ　包丁を使わない

材料 (1人分／4個)

オートミール … 10g
水 … 20ml
鶏むねひき肉 … 70g
冷凍みじん切り玉ねぎ
(市販品／生でも可) … 大さじ2
A 白だし … 小さじ1/2
　オイスターソース … 小さじ1/2
　鶏がらスープの素(顆粒)
　… 小さじ1/2
　塩・こしょう … 各少々
レタス(1枚を4等分にちぎる) … 2枚
グリンピース(冷凍／生でも可) … 2粒
コーン(冷凍／缶詰でも可) … 2粒
しょうゆ … 適量
からし … 適量

作り方

1 耐熱容器にオートミールを入れて水を加え、電子レンジで1分加熱して米化する。

2 1にひき肉、冷凍みじん切り玉ねぎ、**A**を入れてよく混ぜる。

3 耐熱皿に1枚分のレタスを敷き、スプーンで2の肉ダネを4等分に落とし入れ、軽く形を整えて、グリンピースとコーン(計4粒)をそれぞれの肉ダネの上に1粒ずつ飾る。

4 3の側面に残りのレタスを巻き、ふんわりラップをして電子レンジで6分加熱する。お好みでからししょうゆにつけて食べる。

電子レンジ1つ

ソーセージのしっとりピラフ

材料（1人分）

オートミール … 30g
水 … 50ml
ソーセージ（薄い輪切り）… 1本
冷凍みじん切り玉ねぎ
（市販品／生でも可）… 大さじ1強
A 豆乳 … 40ml
　 バター … 5g
　 粉チーズ … 小さじ1
　 コンソメ（顆粒）… 小さじ1/2
　 白だし … 小さじ1/2
枝豆（冷凍／生でも可）… 10g
塩・粗挽き黒こしょう … 各少々

作り方

1 耐熱容器にオートミールを入れて水を加え、電子レンジで1分加熱して米化する。
2 1にソーセージ、冷凍みじん切り玉ねぎ、A、枝豆を入れて混ぜ合わせ、電子レンジで1分30秒加熱し、塩で味を調え、粗挽き黒こしょうをふる。

カロリー
260
kcal

食物繊維
3.9
g

糖質
22.3
g

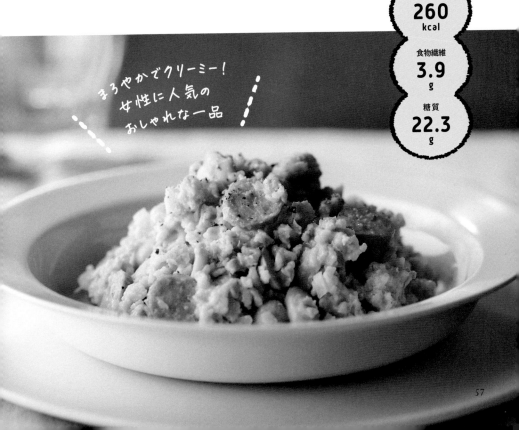

まろやかでクリーミー！
女性に人気の
おしゃれな一品

57

持ち運び
ラクラクレシピ15

お弁当にもぴったりな、持ち運びできる
オートミール米化レシピを紹介します。飽きずに続けられる
よう、3つの持ち運びスタイルを考案しました！

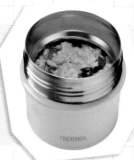

あったか
スープで
満足感
アップ

スープジャー料理

温かいスープやリゾットをそのまま
保温して持ち運べるスープジャー。
具材をたくさん入れられてお腹が
しっかり満たされるので、ダイエッ
ト中の強い味方です。

おにぎり

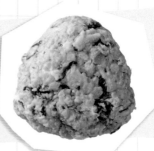

お手軽さ
ナンバー
ワン！

オートミールを米化して、ラッ
プで包んでにぎるだけなのでと
にかく簡単！ 時間がない朝に
持ってこいのメニューです。市
販の惣菜やサラダと組み合わせ
て食べるのもおすすめ。

米化の
マンネリ
防止に！

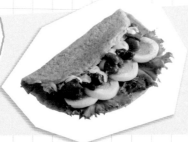

ラップサンド

オートミール米化を薄く伸ば
して、モチモチの生地に仕上
げました！ これまでの米化レ
シピとはまったく違う味わい
なので、ごはん系のレシピに
飽きたときにお試しください。

基本の スープジャー料理の作り方

コンポタベーコン ほうれん草リゾット

材料（1人分）

バター … 5g
ベーコン（1cm幅に切る）… 20g
ほうれん草（冷凍／生でも可）… 20g
オートミール … 20g
水 … 30ml

A コーンスープの素 … 1袋
水 … 150ml
豆乳 … 大さじ1

時間が経ってもできたてアツアツが食べられる！

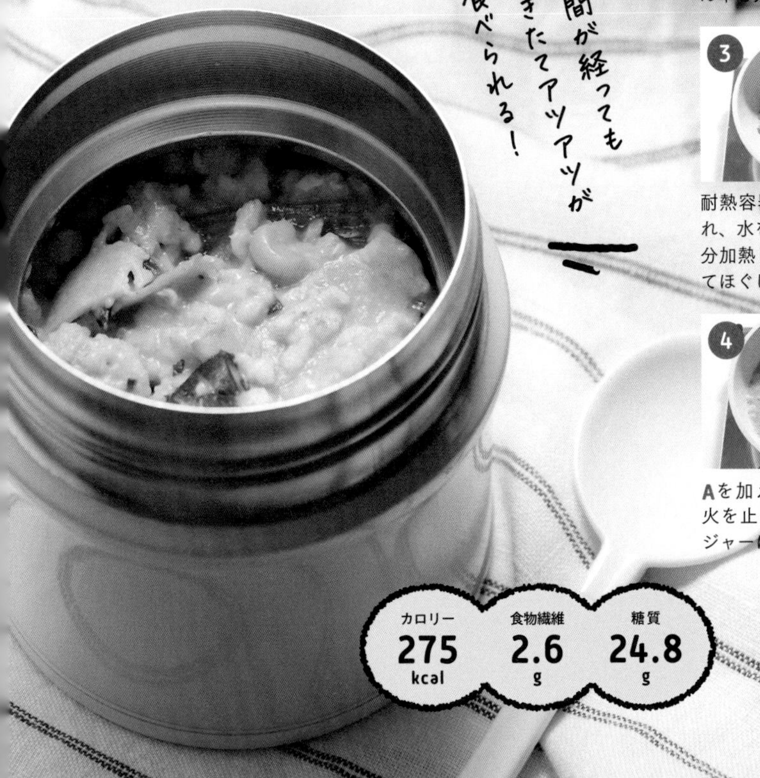

作り方

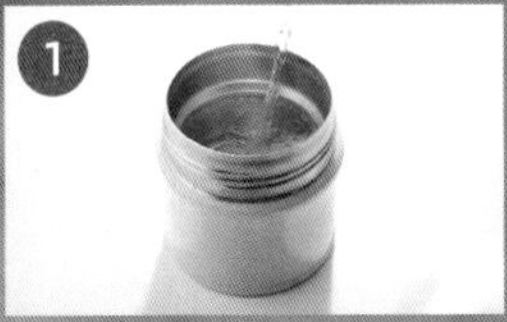

1 スープジャーに熱湯（分量外）を入れ、フタをせずに5分以上保温する。

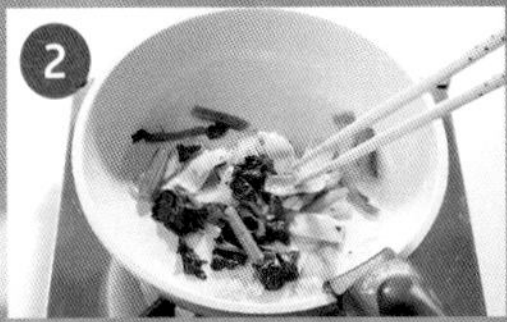

2 フライパンにバターを入れて火にかけ、ベーコン、ほうれん草を入れて炒める。

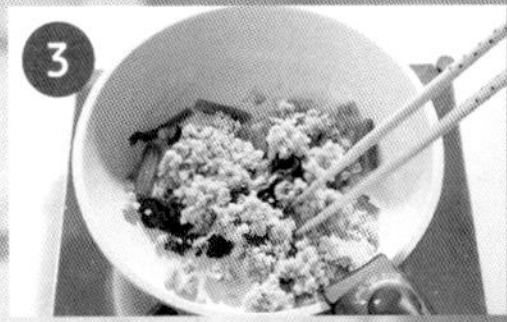

3 耐熱容器にオートミールを入れ、水を加えて電子レンジで1分加熱して米化し、2へ加えてほぐしながら炒める

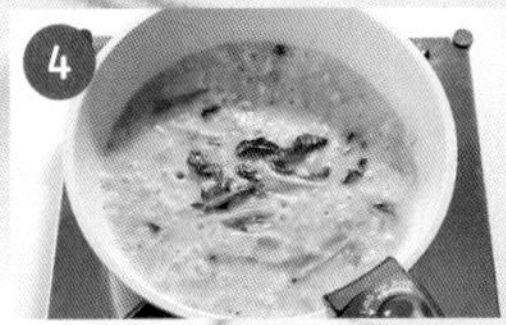

4 Aを加え、ひと煮立ちさせて火を止め、湯を捨てたスープジャーに移す。

カロリー 275 kcal　食物繊維 2.6 g　糖質 24.8 g

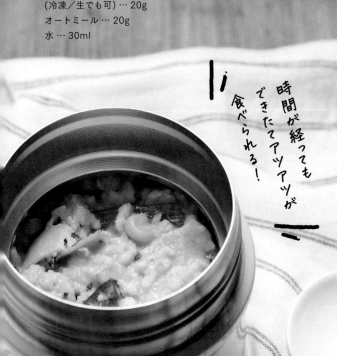

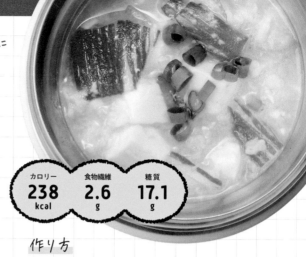

中華風卵粥

体も心もほっと温まる胃腸に
優しいあったかメニュー

材料（1人分）

電子レンジ1つ

- オートミール … 20g
- 水 … 30ml
- ごま油 … 小さじ1/2
- A 絹ごし豆腐（1cm角さいの目切り）
  … 75g
  - 卵 … 1個
  - かに風味かまぼこ
  （長さを3等分に切る）… 2本
  - 鶏がらスープの素（顆粒）… 小さじ1
  - 低カロリーのマヨネーズ
  （またはマヨネーズ）… 小さじ2/3
  - 白だし … 小さじ1/2
  - こしょう … 各少々
  - 水 … 200ml
- 小ねぎ（小口切り／冷凍でも可）… 適宜

カロリー	食物繊維	糖質
238 kcal	**2.6** g	**17.1** g

作り方

1. スープジャーに熱湯（分量外）を入れ、フタをせずに5分以上保温する。
2. 耐熱容器にオートミールを入れて水を加え、電子レンジで1分加熱して米化し、ごま油を加えてほぐしてから湯を捨てたスープジャーへ入れる。
3. 2で使った器にAを入れて混ぜ合わせ、ふんわりとラップをして電子レンジで3分30秒加熱する。
4. 2のスープジャーに3を入れ、あれば小ねぎを散らす。

お吸い物ごはん

お吸い物の素を入れるだけで
旨味が格段にアップ！

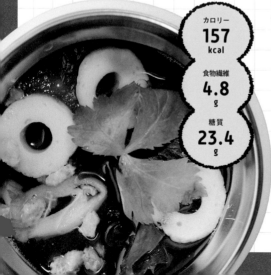

カロリー	食物繊維	糖質
157 kcal	**4.8** g	**23.4** g

材料（1人分）

- オートミール … 30g
- 水 … 50ml
- とろろ昆布 … 2g
- 水 … 200ml
- ちくわ
  （小／薄い輪切り）… 1本
- わかめ … 2g
- お吸い物の素 … 1袋
- 三つ葉 … 適宜
- 柚子（乾燥でも可）
  … 適宜

作り方

1. スープジャーに熱湯（分量外）を入れ、フタをせずに5分以上保温する。
2. 耐熱容器にオートミールを入れて水50mlを加え、電子レンジで1分加熱して米化したら、湯を捨てたスープジャーへ入れてとろろ昆布をのせる。
3. 小鍋に水200mlを沸かしておく。
4. 3にちくわ、わかめ、お吸い物の素を入れる。
5. 4の具材に火が通ったら2のスープジャーへ移し、あれば三つ葉、柚子を散らす。

玉ねぎの甘味と旨味が
オートミールに染み渡る

卵オニオン
スープ風
リゾット

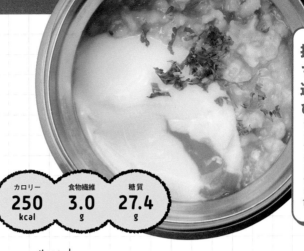

カロリー	食物繊維	糖質
250 kcal	**3.0** g	**27.4** g

材料（1人分）

オートミール … 30g
水 … 50ml
バター … 3g
A 水 … 200ml
　 オニオンスープの素 … 1袋
　 冷凍みじん切り玉ねぎ
　 （市販品／生でも可）… 大さじ1
　 コンソメ（顆粒）… 小さじ1/2
温泉たまご … 1個
パセリ（みじん切り）… 適宜

作り方

1 スープジャーに熱湯（分量外）を入れ、フタをせず
　に5分以上保温する。
2 耐熱容器にオートミールを入れて水を加え、電子
　レンジで1分加熱して米化したら、湯を捨てたスー
　プジャーに入れてバターをのせる。
3 小鍋にAを入れ、沸騰したら2のスープジャーに移す。
4 3に温泉たまごをのせ、あればパセリを散らす。

おから効果で満腹感が持続！
食物繊維もたっぷり

鮭の豆乳リゾット

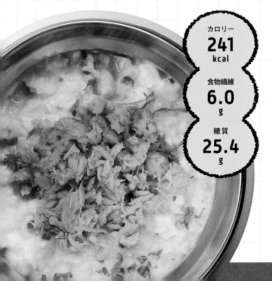

カロリー
241 kcal

食物繊維
6.0 g

糖質
25.4 g

材料（1人分）

電子レンジ1つ

オートミール … 30g
水 … 50ml
オリーブオイル
… 小さじ1/2

A 冷凍みじん切り玉ねぎ
　 （市販品／生でも可）
　 … 大さじ1
　 おからパウダー
　 （微粉タイプ）… 小さじ2
　 豆乳 … 120ml
　 牛だし（粉末）
　 … 小さじ2/3
鮭フレーク … 8g
パセリ（みじん切り）… 適宜

作り方

1 スープジャーに熱湯（分量外）を入れ、フタを
　せずに5分以上保温する。
2 耐熱容器にオートミールを入れて水を加え、
　電子レンジ1分間加熱して米化し、オリーブ
　オイルを加えて混ぜながらほぐす。
3 2にAを加えて混ぜ合わせ、電子レンジで2分
　加熱する。
4 湯を捨てたスープジャーへ移して鮭フレーク
　をのせ、あればパセリを散らす。

高菜チャーハン
おにぎり

ごま油の香ばしい香りが
食欲をそそる、
がっつり系おにぎり！

材料（1人分）

オートミール … 30g
水 … 50ml
卵 … 1個
高菜の漬物（細かく刻む）… 10g
A　ちりめんじゃこ … 少々
　　炒りごま（白）… 少々
　　鶏がらスープの素（顆粒）
　　… ひとつまみ
　　ごま油 … 少々
こしょう … 少々

作り方

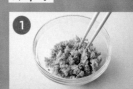

耐熱容器にオートミールを入
れて水を加え、電子レンジで1
分加熱して米化する。

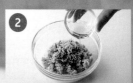

①に卵を溶き入れ、高菜、A
を加えて混ぜ合わせ、電子レ
ンジで1分50秒加熱する。

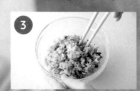

②にこしょうをふり、軽くほ
ぐす。

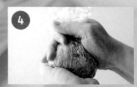

ラップで包み、にぎりながら
形を整える。

カロリー	食物繊維	糖質
215 kcal	**3.3** g	**18.7** g

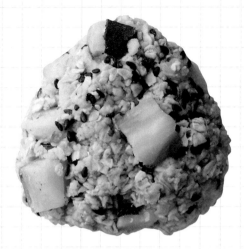

カロリー	食物繊維	糖質
163 kcal	**4.1** g	**29.4** g

 電子レンジ1つ

材料（1人分）

オートミール … 30g
水 … 50ml
炒りごま(黒) … 小さじ1/2
白だし … 小さじ1/2
焼きいも(細かく切る) … 30g

作り方

1 耐熱容器にオートミールを入れて水を加え、電子レンジで1分加熱して米化する。
2 1に炒りごま、白だしを加えて混ぜながらほぐす。
3 2に焼きいもを加えて混ぜ合わせ、ラップに包んでにぎる。

おいもがほくほく！
優しい甘さにほっこり

焼きいもおにぎり

ツナと塩昆布の最強タッグ！
緑茶でさっぱりと召し上がれ

ツナと塩昆布の
炊き込みごはん風
おにぎり

作り方

 電子レンジ1つ

1 耐熱容器にオートミールを入れて緑茶を加え、電子レンジで1分加熱して米化する。
2 1に汁気を切ったツナ、Aを入れて混ぜ合わせ、電子レンジで1分加熱する。
3 小ねぎを加えて混ぜ合わせ、ラップに包んでにぎる。

カロリー	食物繊維	糖質
178 kcal	**3.5** g	**20.0** g

材料（1人分）

オートミール … 30g
冷たい緑茶 … 50ml
ツナ缶(水煮)
… 1缶（70g）

A 塩昆布 … 4g
低糖質の甘味料
（または砂糖） … 小さじ1/2
白だし … 小さじ1/2
ごま油 … 小さじ1/3
炒りごま(白) … 少々
小ねぎ
（小口切り／冷凍でも可）… 3g

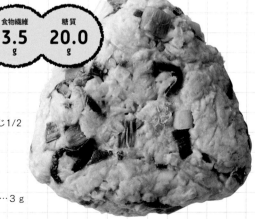

カルシウムやたんぱく質も
無理なく摂れる！

桜エビとチーズの
混ぜごはんおにぎり

材料（1人分） 電子レンジ1つ

オートミール … 30g
水 … 50ml
ベビーチーズ（細かく刻む）
… 10g
枝豆（冷凍／さやなし）
… 10g

桜エビ … 2g
A バター … 2g
  白だし … 小さじ2/3
  しょうゆ … 数滴
  かつお節 … 少々

カロリー	食物繊維	糖質
174 kcal	**3.3** g	**18.9** g

作り方

1 耐熱容器にオートミールを入れて水を加え、
  電子レンジで1分加熱して米化する。
2 1にベビーチーズ、薄皮をむいた枝豆、桜エビ、
  Aを混ぜる。
3 ラップに包んでにぎる。

れいぞうメッセージ

味はもちろんですが、彩りも
楽しめるおにぎりを作りたく
て考えました。運動会やピク
ニックにもおすすめです。

カリカリ梅の塩味と食感が
アクセントに！

梅とツナの
和風混ぜごはん
おにぎり

材料（1人分） 電子レンジ1つ

オートミール … 30g
水 … 50ml
ツナ缶（水煮）
… 1缶（70g）
カリカリ梅（細かく刻む）
… 小さじ1と1/2
赤じそふりかけ
… 小さじ1/2

A 低糖質の酢（または酢）
  … 小さじ1
  低カロリーのマヨネーズ
  （またはマヨネーズ）
  … 小さじ2/3
  低糖質の甘味料
  （または砂糖）… 小さじ2/3
  低糖質のめんつゆ
  （またはめんつゆ）
  … 小さじ2/3
大葉 … 1枚

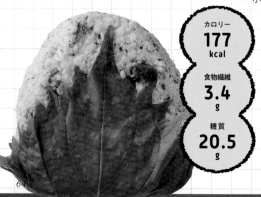

カロリー
177 kcal

食物繊維
3.4 g

糖質
20.5 g

作り方

1 耐熱容器にオートミールを入れて水を加
  え、電子レンジで1分加熱して米化する。
2 1に汁気を切ったツナ、カリカリ梅、赤
  じそふりかけ、Aを混ぜる。
3 ラップに包んでにぎり、大葉を巻く。

基本の ラップサンドの作り方

タコミート ラップサンド

[基本の生地]

材料（1枚分）

- オートミール … 20g
- おからパウダー
  （微粉タイプ）… 10g
- 水 … 60ml
- ミックスチーズ … 10g
- オリーブオイル … 小さじ1/2

作り方

耐熱容器にAを入れて混ぜ合わせ、電子レンジで1分加熱してほぐし、丸くまとめる。

クッキングシートの上にのせ、ラップをかぶせ、めん棒で丸く延ばす。

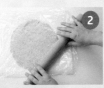

フライパンにオリーブオイルをひき、2の片面を中火で5～6分焼く。

材料（1人分）

- オリーブオイル
  … 小さじ1/2
- 豚ひき肉 … 40g
- 冷凍みじん切り玉ねぎ
  （市販品／生でも可）
  … 大さじ1

- A 低糖質のケチャップ
  （またはケチャップ）… 小さじ1
  低糖質の中濃ソース
  （またはソース）… 小さじ1
  チリパウダー
  … 小さじ1/4未満
  ガーリックパウダー … 3ふり
- **基本の生地 … 1枚**
- レタス … 1/2枚

作り方

1 フライパンにオリーブオイルをひいて中火で熱し、ひき肉、冷凍みじん切り玉ねぎ、Aを入れて炒め合わせる。

2 基本の生地を半分に切り、それぞれにレタスを敷き、1をのせて巻く。

point

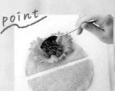 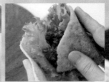

生地を半分に切り、端からくるくる巻くと食べやすい。切らずに半分に折ったり、クレープを巻くように三つ折りにして食べてもOK。

甘辛のひき肉がラップサンド生地と相性抜群！

カロリー	食物繊維	糖質
269 kcal	6.8 g	15.7 g

メキシコの人気料理を
オートミール米化で再現！

ワカモレ風ラップサンド

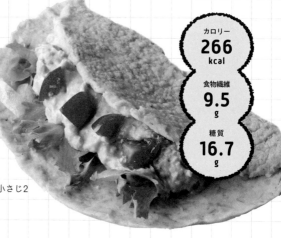

カロリー
266
kcal

食物繊維
9.5
g

糖質
16.7
g

材料(1人分)

アボカド … 1/2個
冷凍みじん切り玉ねぎ(市販品／生でも可) … 小さじ2
A レモン汁 … 小さじ1と1/3
　　低カロリーのマヨネーズ
　　(またはマヨネーズ) … 小さじ1
　　低糖質の甘味料(または砂糖) … 小さじ1/2
　　ガーリックパウダー … 3ふり
　　塩・粗挽き黒こしょう … 各少々
　　チリパウダー(入れなくても可) … 少々
基本の生地(P65参照) … 1枚
レタス … 1枚
ミニトマト(1cm角) … 1個分

作り方

1 アボカドはスプーンなどですくい、ボウルに入れて潰し、なめらかにする。
2 1に玉ねぎ、Aを加えて混ぜ合わせる。
3 基本の生地の上にレタスを敷き、2をのせてミニトマトを並べ、半分に折り挟む。

焼き鳥缶で時短＆手間をカット！
甘めのたれで満足度も十分

照り焼きチキンラップサンド

材料(1人分)

基本の生地(P65参照) … 1枚
レタス … 1枚
ゆで卵(薄い輪切り) … 1個分
焼き鳥缶(たれ)
… 1缶
低カロリーのマヨネーズ
(またはマヨネーズ) … 大さじ1

作り方

1 基本の生地の上にレタスを敷き、ゆでたまご、焼き鳥の順にのせ、低カロリーのマヨネーズをかけて半分に折り挟む。

カロリー
348
kcal

食物繊維
6.7
g

糖質
18.5
g

さっぱりヘルシー！
サラダ感覚で召し上がれ

ツナコールスロー
ラップサンド

材料（1人分）

ツナ缶（水煮）… 50g
コールスローサラダ（市販品）… 50g
パセリ（みじん切り）… 小さじ1/2
A チリパウダー … 7ふり
 レモン汁 … 7滴
 ガーリックパウダー … 5ふり
 カレーパウダー … 2ふり
 塩・こしょう … 各少々
基本の生地（P65参照）… 1枚
タバスコ … 少々

作り方

1 ボウルに汁気を切ったツナ、
 コールスローサラダ、パセリ、
 Aを入れて混ぜ合わせる。

2 基本の生地に1をのせ、半分に
 折り挟み、お好みでタバスコを
 ふる。

カロリー
280
kcal

食物繊維
9.4
g

糖質
19.5
g

まるで本物のピザそのもの！
具材のバリエーションは無限大♪

イタリアン
ピッツァ風
ラップサンド

材料（1人分）

基本の生地（P65参照）… 1枚
ピザソース … 大さじ1
ミックスチーズ … 20g
ミニトマト（1cm角）… 2個分
バジル … 適量

作り方

1 フライパンに基本の生地を入れて
 火にかけ、ピザソースを塗り、ミッ
 クスチーズを散らす。

2 1のチーズが溶けたら火を止めて
 皿に移し、ミニトマトとバジルを
 のせ、半分に折り挟む。

カロリー
233
kcal

食物繊維
6.8
g

糖質
15.7
g

オートミールをもっとおいしく！

オートミール米化 味変レシピ

お水の代わりにお茶や調味料を入れて米化することで、風味が加わり
また違った味わいに。覚えておくと便利な味変レシピをご紹介します。

こってり料理を食べやすく！

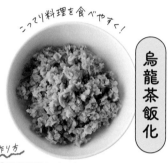

烏龍茶飯化

作り方

❶耐熱容器にオートミール30gを入れて
冷たい烏龍茶50mlを加え、電子レンジ
で1分加熱して米化する。

こんな料理におすすめ！
・ごま塩をふるだけで赤飯風に！
・納豆と一緒に！

紅茶の香りが爽やか

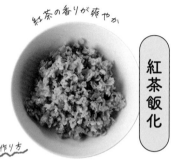

紅茶飯化

作り方

❶耐熱容器にオートミール30gを入れて
冷たい紅茶50mlを加え、電子レンジで
1分加熱して米化する。

こんな料理におすすめ！
・おやつ系のレシピに！
・赤じそふりかけと合わせても！

さっぱり食べたいときはコレ！

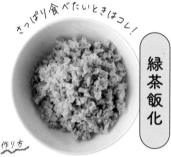

緑茶飯化

作り方

❶耐熱容器にオートミール30gを入れて
冷たい緑茶50mlを加え、電子レンジで
1分加熱して米化する。

こんな料理におすすめ！
・お茶漬けの風味アップに
・お好みのふりかけに合わせても！

まるでお寿司!? 魚介料理と相性◎

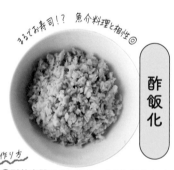

酢飯化

作り方

❶耐熱容器にオートミール30gを入れて
水50mlを加え、電子レンジで1分加熱
して米化する。
❷低糖質の酢（または酢）小さじ2、低
糖質のめんつゆ（またはめんつゆ）小さじ
1、低糖質の甘味料（または砂糖）小さじ
2/3を加えてよく混ぜ合わせる。

こんな料理におすすめ！
・刺身などの海鮮と合わせた料理
・卵焼き、のり、マヨネーズでちらし寿司風に！

ヘルシー魚介系レシピ

Chapter 3

今回は、オートミール米化レシピではこれまで少なかった、魚介系のレシピをたくさん考案しました！缶詰や冷凍シーフードミックスなど、手軽に買える食材を使ったレシピが多いので、気軽に取り入れられます。

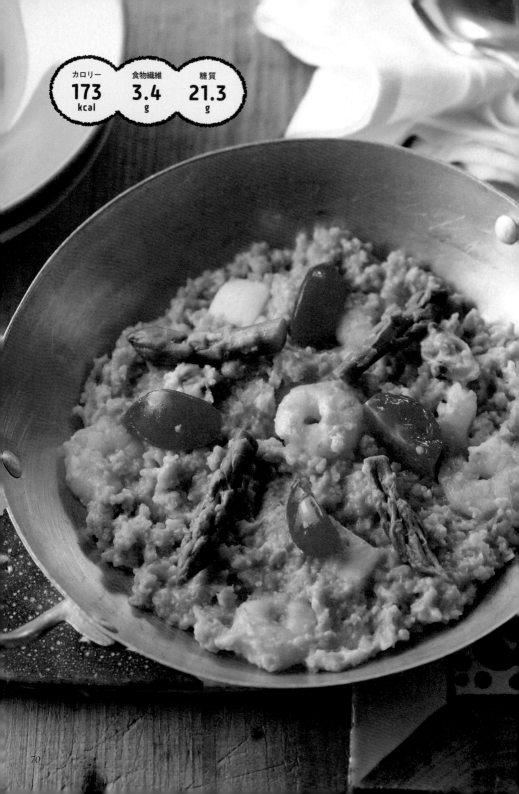

カロリー
173
kcal

食物繊維
3.4
g

糖質
21.3
g

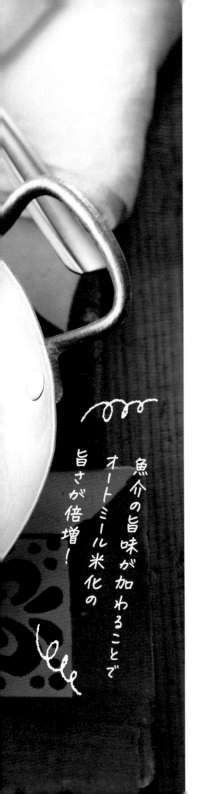

シーフードパエリア

材料（1人分）

オリーブオイル
… 小さじ1/2
粗挽きガーリック … 少々
冷凍シーフードミックス
… 50g
ミニトマト（4等分）
… 1個分
カットアスパラガス
（冷凍／生でも可）… 4本
オートミール … 30g
水 … 50ml
ターメリック … 5ふり

A 水 … 50ml
コンソメ（顆粒）
… 小さじ2/3
鶏がらスープの素
（顆粒）… 小さじ1/2
低糖質のケチャップ
（またはケチャップ）
… 小さじ1/2
塩・こしょう … 各少々

作り方

1 フライパンにオリーブオイル、粗挽きガーリックを
入れて火にかけ、香りがたったら冷凍シーフード
ミックス、ミニトマト、カットアスパラガスを入れ
て炒め、一旦取り出す。

2 耐熱容器にオートミールを入れて水を加え、電子レ
ンジで1分加熱して米化し、ターメリックをふり混
ぜる。

3 1を炒めたフライパンにAを入れて混ぜ合わせ、2を
加えて塩・こしょうで味を調える。

4 3の上に1を盛り、少しずらしてフタをして、水分が
なくなるまで蒸し焼きにする。

魚介の旨味が加わることで
オートミール米化の
旨さが倍増！

71

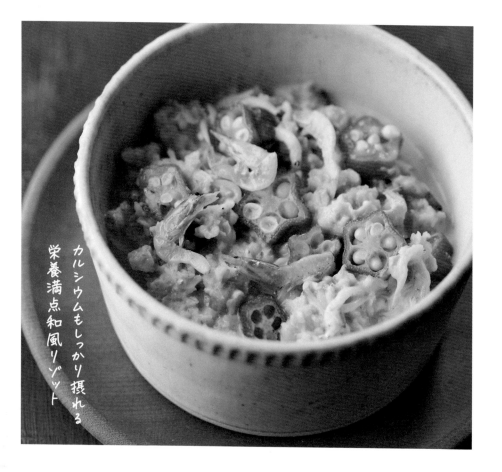

カルシウムもしっかり摂れる
栄養満点和風リゾット

桜エビリゾット

電子レンジ1つ
スープジャーにも
包丁を使わない

材料（1人分）

オートミール … 30g
水 … 50ml
豆乳 … 120ml
桜エビ … 5g
刻みオクラ（冷凍／生でも可）… 20g
白だし … 小さじ1と1/2
しらす … 15g
しょうゆ … 小さじ1/2

作り方

1 耐熱容器にオートミールを入れて水を加え、電子レンジで1分加熱して米化する。

2 1に残りの材料をすべて入れて混ぜ合わせ、電子レンジで2分加熱する。

カロリー	食物繊維	糖質
224 kcal	4.2 g	24.7 g

海鮮ホイコーロー飯

カロリー	食物繊維	糖質
249 kcal	**4.4** g	**25.7** g

材料（1人分）

ごま油 … 小さじ1
冷凍シーフードミックス
… 50g
しょうが（チューブタイプ／
生すりおろしでも可）… 2㎝
オートミール … 30g
水 … 50ml
ピーマン（乱切り）… 1個分
キャベツ（ざく切り）… 50g
ホイコーローの素（市販品）… 1人分

作り方

1 フライパンにごま油をひ
き、冷凍シーフードミック
ス、しょうがを入れて
炒める。

2 耐熱容器にオートミール
を入れて水を加え、電子
レンジで1分加熱して米
化し、1へ入れてほぐし
ながら炒める。

3 ピーマン、キャベツを入
れて炒め合わせ、しんな
りとしてきたらホイコー
ローの素を加え混ぜ、器
に盛る。

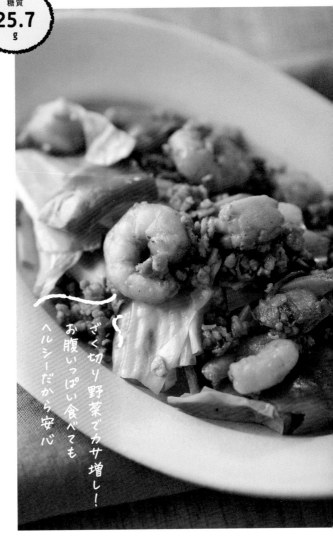

ざく切り野菜でカサ増し！
お腹いっぱい食べても
ヘルシーだから安心

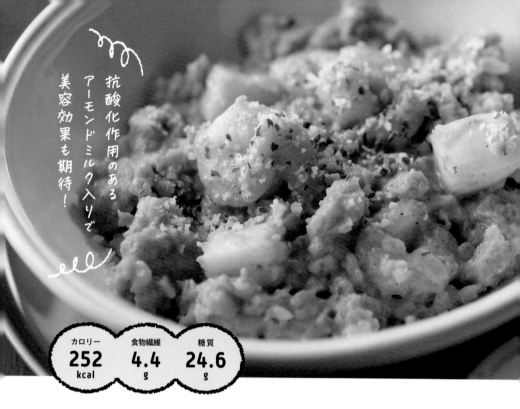

抗酸化作用のある
アーモンドミルク入りで
美容効果も期待！

カロリー	食物繊維	糖質
252 kcal	**4.4** g	**24.6** g

シーフードカレーリゾット

材料（1人分）

バター … 5g
冷凍シーフードミックス … 40g
冷凍みじん切り玉ねぎ
（市販品／生でも可）… 大さじ1
オートミール … 30g
水 … 50ml
A　クミンシード … 1ふり
　　カレーパウダー … 小さじ1と1/2
　　ガーリックパウダー … 7ふり
　　アーモンドミルク（または豆乳）
　　… 100ml
　　塩 … 少々
コンソメ（顆粒）… ひとつまみ
ドライパセリ … 適宜
粉チーズ　適宜

作り方

1　フライパンにバターを入れて火にかけ、冷凍シーフードミックス、冷凍みじん切り玉ねぎを入れて焼き色がつくまで炒める。

2　耐熱容器にオートミールを入れて水を加え、電子レンジで1分加熱して米化し、**1**に入れてほぐしながら炒め合わせる。

3　**2**に**A**を加えて汁気がなくなるまで煮込む。

4　仕上げにコンソメを入れて味を調え、あればドライパセリ、粉チーズをふりかける。

MEMO

アーモンドミルクとはアーモンドを原料として作る植物性の飲み物のこと。食物繊維やビタミンEなどが含まれ、便秘解消、美肌等の効果が期待できます。

ツナともやしの
スパイシーソースカレー飯

材料（1人分）

もやし（手で短く折る）… 200g
オートミール … 20g
水 … 30ml
バター … 5g
カットアスパラガス（冷凍／生でも可）… 30g
ベーコン（幅1cmに切る）… 1/2枚分
ツナ缶（水煮）… 1缶（70g）
A 粗挽き黒こしょう … 少々
　カレーパウダー … 小さじ1
　コンソメ（顆粒）… ひとつまみ
　唐辛子（輪切り）… ひとつまみ
　低糖質のお好み焼きソース
　（またはお好み焼きソース）… 小さじ1/3
　クミンシード … 2ふり
　ガーリックパウダー … 5ふり
　ナンプラー … 小さじ2/3

作り方

1 耐熱容器にオートミールを入れて水を加え、電子レンジで1分加熱して米化する。
2 フライパンにバターを入れて火にかけ、カットアスパラガスとベーコンを入れてカリカリになるまで炒め、もやしを加えて炒め、火が通ったら1を加えてさらに炒める。
3 汁気を切ったツナとAを入れて炒め合わせる。

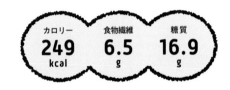

カロリー	食物繊維	糖質
249 kcal	6.5 g	16.9 g

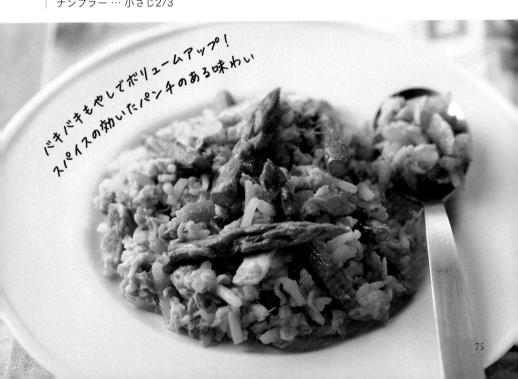

バキバキもやしでボリュームアップ！
スパイスの効いたパンチのある味わい

75

エビ入リタイ風スープごはん

材料（1人分）

オートミール … 30g
水 … 50ml
サラダチキン（市販品）… 1袋
むきエビ（冷凍／生でも可）
　… 40g
A　オリーブオイル … 小さじ1/2
　　しょうが（チューブタイプ／
　　生すりおろしでも可）… 6cm
　　赤唐辛子（輪切り）… 適量
B　水 … 50ml
　　ナンプラー … 小さじ1/2
　　鶏がらスープの素（顆粒）
　　… 小さじ2/3
　　粗挽き黒こしょう … 少々
パクチー … 適宜

作り方

1　耐熱容器にオートミールを入れて水を加え、電子レンジで1分加熱して米化する。
2　サラダチキンはほぐす。むきエビは解凍し、水気を切っておく。
3　フライパンにAを入れて火にかけ、香りがたったら、2を入れて炒める。
4　3に1をほぐしながら加え、Bを加えて炒め合わせる。器に盛り、あればパクチーを飾る。

カロリー	食物繊維	糖質
258 kcal	**3.0** g	**19.1** g

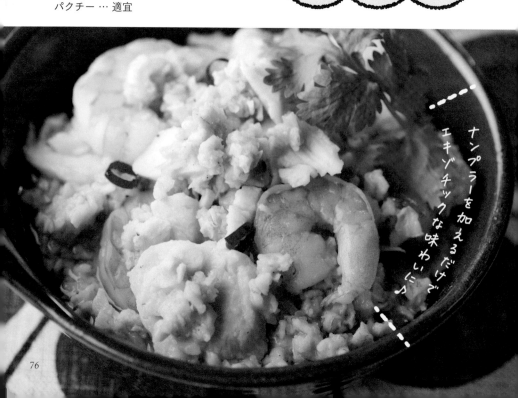

ナンプラーを加えるだけでエキゾチックな味わいに♪

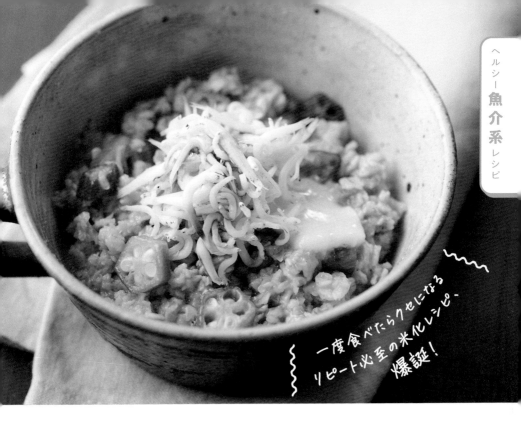

一度食べたらクセになる
リピート必至の米化レシピ
爆誕！

しらすバターTKO
（たまごかけオートミール）

材料（1人分）

オートミール … 30g

水 … 50ml

卵 … 1個

刻みオクラ（冷凍／生でも可）… 20g

バター … 3g

しらす … 15g

しょうゆ … 少々

作り方

1 耐熱容器にオートミールを入れて水を加え、電子レンジで1分加熱して米化する。

2 1に卵とオクラを加えて混ぜ合わせ、バターをのせて電子レンジで20秒加熱する。

3 2を軽く混ぜてしらすをのせ、しょうゆをかける。

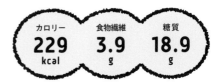

カロリー	食物繊維	糖質
229 kcal	3.9 g	18.9 g

カリフォルニア
巻き風丼

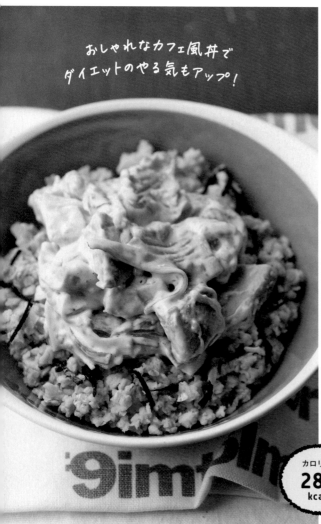

おしゃれなカフェ風丼で
ダイエットのやる気もアップ！

材料 (1人分)

オートミール … 30g
水 … 50ml
A 低糖質の酢 (または酢)
　… 小さじ1
　低糖質の甘味料
　(または砂糖) … 小さじ1/2
　低糖質のめんつゆ(または
　めんつゆ) … 小さじ1/2
アボカド(2cm角切り)
… 1/4個分
スモークサーモン … 20g
かに風味かまぼこ(ほぐす) … 2本
B 炒りごま(白) … 小さじ1/2
　低カロリーのマヨネーズ
　(またはマヨネーズ)
　… 20g
　焼肉のたれ … 小さじ1
刻みのり … 適量

作り方

1 耐熱容器にオートミールを
　入れて水を加え、電子レン
　ジで1分加熱して米化し、
　Aを加えて混ぜ合わせる。
2 別の容器にアボカド、ス
　モークサーモン、かに風味
　かまぼこ、Bを和えておく。
3 1に刻みのりを散らし、2を
　のせる。

カロリー	食物繊維	糖質
281 kcal	**5.1** g	**23.7** g

ふわふわピザ飯

カロリー **214** kcal　食物繊維 **1.3** g　糖質 **20.1** g

材料 （1人分）

オートミール … 10g
水 … 15ml
ピザソース … 大さじ1と1/2
豆乳 … 大さじ1
はんぺん … 1袋(100g)
ミックスチーズ … 20g
バジル … 適宜

作り方

1 耐熱容器にオートミールを入れて水を加え、電子レンジで1分加熱して米化する。

2 1にピザソース、豆乳を入れ、はんぺんをちぎりながら加えて混ぜ合わせる。

3 ミックスチーズをのせて電子レンジで1分30秒加熱し、あればバジルを飾る。

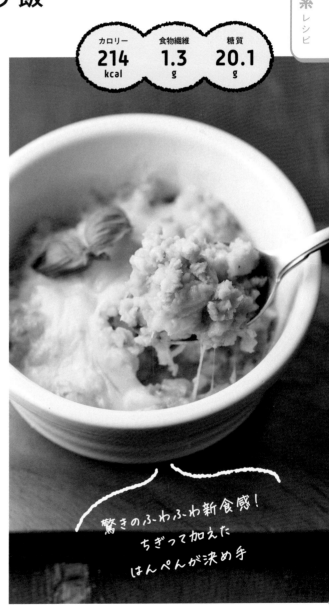

驚きのふわふわ新食感！
ちぎって加えた
はんぺんが決め手

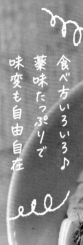

食べ方いろいろ♪
薬味たっぷりで
味変も自由自在

カロリー
359
kcal

食物繊維
3.2
g

糖質
26.5
g

サンマ蒲焼丼

材料（1人分）

オートミール … 30g
水 … 50ml
サンマの蒲焼缶 … 1缶(80g)
卵（卵黄と卵白に分ける）… 1個
低糖質の甘味料（または砂糖）
… 小さじ1/2
長ねぎ（小口切り）… 大さじ1
刻みのり … 適量
小ねぎ（小口切り／冷凍でも可）
… 適量
七味唐辛子 … 適宜
山椒 … 適宜

作り方

1 耐熱容器にオートミールを入れて水を加え、電子レンジで1分加熱して米化する。
2 別の耐熱容器にサンマの蒲焼、卵白、低糖質の甘味料、長ねぎを入れて混ぜ合わせ、電子レンジで1分加熱する。
3 1に刻みのり、2、卵黄の順にのせて小ねぎを散らし、あれば七味唐辛子、山椒をふる。

MEMO

ひつまぶしのように、薬味をのせてだし汁やお茶をかけて食べるのもおすすめです。

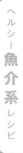

さっぱりしたサーモンマリネに
とろ〜り卵が相性抜群！

サーモンマリネと
温玉ぶっかけ丼

電子レンジ1つ

材料 (1人分)

オートミール … 30g
水 … 50ml
チーズ(細切り) … 10g
サーモンマリネ(市販品) … 50g
温泉卵(市販品／付属のたれごと使う)
… 1個

作り方

1 耐熱容器にオートミールを入れて水を加
え、電子レンジで1分加熱して米化する。
2 1にチーズをかけ、1分加熱する。
3 2にサーモンマリネ、温泉卵の順にのせ、
温泉卵のたれをかける。

MEMO

惣菜のサーモンマリネに入っていた玉ねぎやパプリ
カもそのまま使っています。サーモンのみのマリネ
を買った場合は、そのままでも野菜を足してもOK
です。

カロリー	食物繊維	糖質
292 kcal	3.0 g	19.6 g

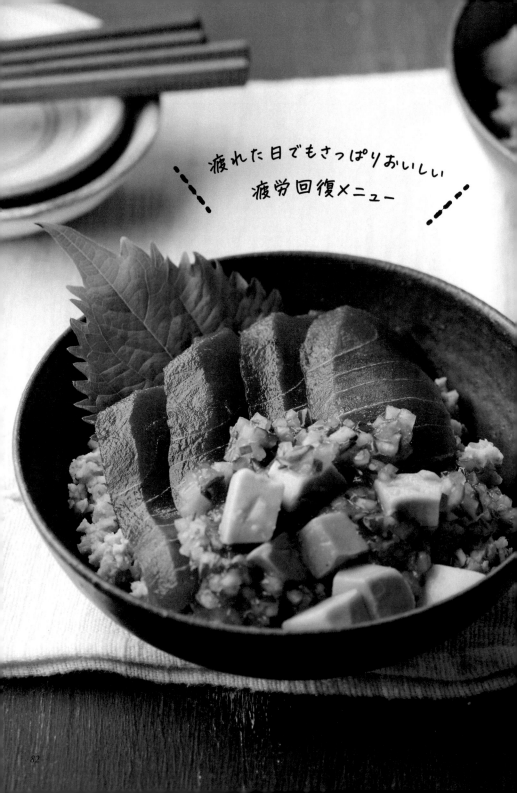

疲れた日でもさっぱりおいしい
疲労回復メニュー

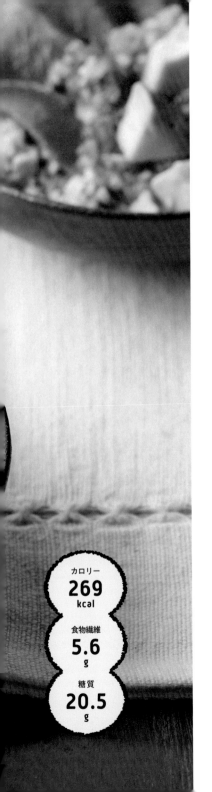

電子レンジ1つ

まぐろと
アボカドのだし丼

材料（1人分）

オートミール … 30g
水 … 50ml
木綿豆腐 … 30g
ごま油 … 小さじ1/3
アボカド（1cm角切り） … 1/4個分
だし（市販品） … 30g
大葉 … 1枚
まぐろの刺身 … 50g

作り方

1 耐熱容器にオートミールを入れて水を加え、豆腐をのせて電子レンジで1分加熱して米化し、ごま油を加えてほぐす。

2 アボカドとだしを混ぜる。

3 1に大葉をのせ、まぐろの刺身と2をのせる。

カロリー
269
kcal

食物繊維
5.6
g

糖質
20.5
g

MEMO

「だし」とは、山形県発祥の郷土料理で、夏野菜と香味野菜を細かく刻み、しょうゆベースのたれで和えたもの。さっぱりとしていて、食欲のないときにもおすすめ。スーパーなどで購入できます。

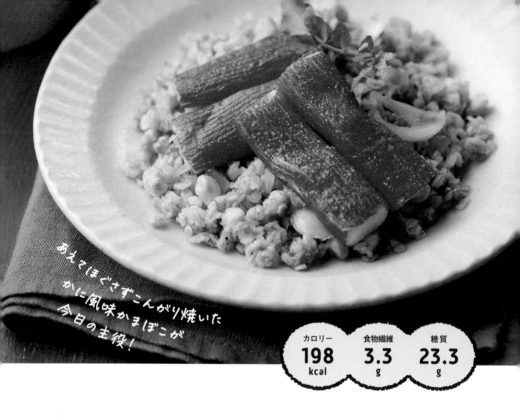

あえてほぐさずこんがり焼いた
かに風味かまぼこが
今日の主役！

カロリー	食物繊維	糖質
198 kcal	**3.3** g	**23.3** g

かに風味かまぼこステーキ飯

材料（1人分）

オートミール … 30g
水 … 50ml
オリーブオイル … 小さじ1/3
スライスガーリック … 4枚
冷凍みじん切り玉ねぎ
（市販品／生でも可）… 大さじ1
コーン（冷凍／缶詰でも可）… 小さじ1
A しょうゆ … 小さじ1/2
　塩 … 少々
　粗挽き黒こしょう … 少々
バター … 5g
かに風味かまぼこ … 4本
レモン汁 … 適量
クレソン … 適宜

作り方

1 耐熱容器にオートミールを入れて水を加え、電子レンジで1分加熱して米化する。

2 フライパンにオリーブオイルをひいて弱火にかけ、スライスガーリック、冷凍みじん切り玉ねぎを炒め、香りがたったら1とコーンを入れ、中火でほぐしながら炒める

3 2にAを入れて炒め合わせ、皿に盛る。

4 フライパンにバターを入れて火にかけ、かに風味かまぼこをほぐさずに両面しっかりと焼く。火を止めてレモン汁をかけたら、3にのせ、あればクレソンを飾る。

磯辺揚げ風丼

材料 (1人分)

オートミール … 30g
水 … 50ml
かつお節 … 少々
ごま油 … 小さじ1/3
ちくわ(斜め切り) … 小2本
A おからパウダー
　(微粉タイプ) … 小さじ1
　低糖質の甘味料(または砂糖)
　… 小さじ1/3
　青のり … 適量
　コンソメ(顆粒) … 小さじ1/3
しょうゆ … 少々
紅しょうが … 適宜

作り方

1 耐熱容器にオートミールを入れて水を加え、電子レンジで1分加熱して米化し、かつお節を混ぜる。
2 フライパンにごま油をひいて熱し、ちくわを入れて焼き色がつくまで炒め、Aを入れて混ぜ合わせる。
3 1に2をのせ、しょうゆを垂らし、あれば紅しょうがをのせる。

カロリー	食物繊維	糖質
206 kcal	4.3 g	27.1 g

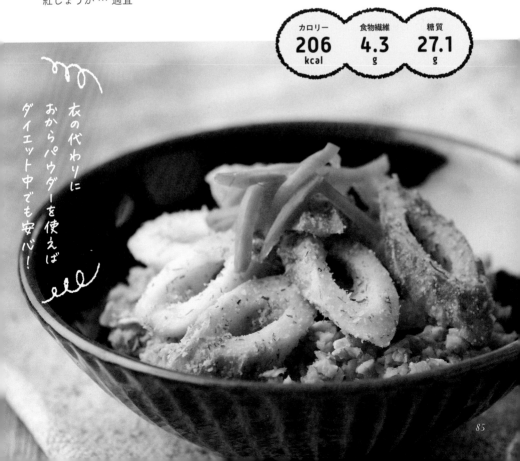

衣の代わりに
おからパウダーを使えば
ダイエット中でも安心！

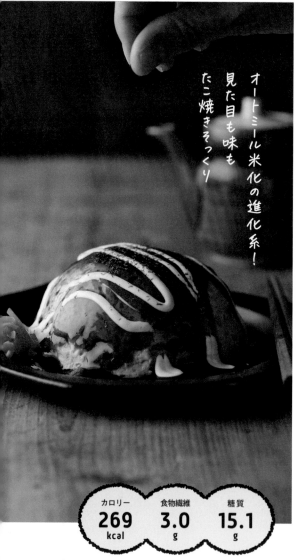

オートミール米化の進化系！
見た目も味も
たこ焼きそっくり

材料 (1人分)

オートミール … 10g
水 … 30ml
絹ごし豆腐 … 150g
蒸しタコ(ひと口大に切る) … 30g
卵 … 1個
キャベツ(せん切り) … 20g
A 低糖質のめんつゆ
　(またはめんつゆ)
　 … 小さじ1と1/2
　低糖質の甘味料(または砂糖)
　 … 小さじ1
B 低糖質のお好み焼きソース
　(またはお好み焼きソース) … 適量
　低カロリーのマヨネーズ
　(またはマヨネーズ) … 適量
　かつお節 … 少々
　青のり … 少々
紅しょうが … 適宜

作り方

1 小さめの耐熱ボウルにオート
　ミールを入れて水を加え、電子
　レンジで1分加熱して米化する。
2 1に豆腐を入れてなめらかにな
　るまで混ぜ、蒸しタコ、卵、キャ
　ベツ、Aを加えて混ぜ合わせ、
　ふんわりとラップして電子レン
　ジで5分加熱する。
3 ひっくり返して皿にのせ、B、
　あれば紅しょうがをのせる。

カロリー	食物繊維	糖質
269 kcal	3.0 g	15.1 g

電子レンジ1つ

たこ焼き風
茶碗蒸し

ぐれぞうメッセージ

夜食に「たこ焼きをがっつり食べた
い！ でも太りたくない！」と思って誕
生したレシピです！ 見た目も味も
たこ焼きそっくりなので、ぜひ作っ
てみてください。

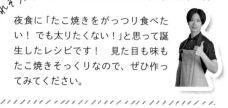

電子レンジ1つ

お野菜たっぷり ジャンバラヤ

材料 (1人分)

オートミール … 30g

水 … 50ml

ツナ缶(水煮) … 1缶(70g)

ミックスベジタブル … 30g

ピーマン(粗みじん切り)

… 1/4個分

A ガーリックパウダー … 5ふり

カレーパウダー … 小さじ1/2

ハーブソルト … 少々

粗挽き黒こしょう … たっぷりめ

低糖質のお好み焼きソース

(またはお好み焼きソース)… 小さじ1

低糖質のケチャップ

(またはケチャップ)… 大さじ1

小ねぎ(小口切り／冷凍でも可)

… 適宜

一味唐辛子 … 適量

タバスコ … 適量

作り方

1 耐熱容器にオートミールを入れて水を加え、電子レンジで1分加熱して米化する。

2 汁気を切ったツナ、ミックスベジタブル、ピーマン、Aを加えて混ぜ合わせて、電子レンジで2分加熱する。

3 あれば小ねぎをのせ、一味唐辛子、タバスコをかける。

カロリー	食物繊維	糖質
196 kcal	**6.3** g	**24.3** g

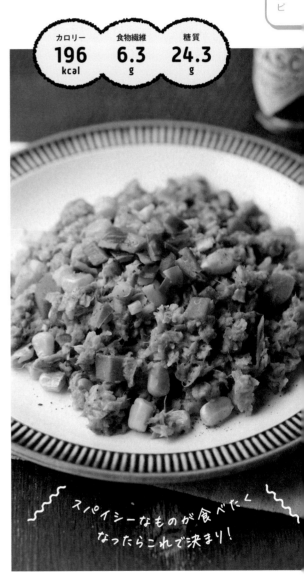

スパイシーなものが食べたくなったらこれで決まり!

クリームツナ丼

材料 (1人分)

オートミール … 30g
水 … 50ml
ツナ缶(水煮) … 1缶(70g)
ほうれん草(冷凍/生でも可) … 10g
コーン(冷凍/缶詰でも可)
… 小さじ1
A 豆乳 … 50ml
　コンソメ(顆粒) … 小さじ1/2
　白だし … 小さじ1
ミックスチーズ … 10g
刻みのり … 適宜
かつお節 … 適宜

作り方

1 耐熱容器にオートミールを入れて水を加え、電子レンジで1分加熱して米化する。

2 1に汁気を切ったツナ、ほうれん草、コーン、Aを入れて混ぜ合わせ、ミックスチーズを全体に散らす。

3 電子レンジで1分30秒加熱し、あれば刻みのり、かつお節を散らす。

カロリー	食物繊維	糖質
233 kcal	3.7 g	22.2 g

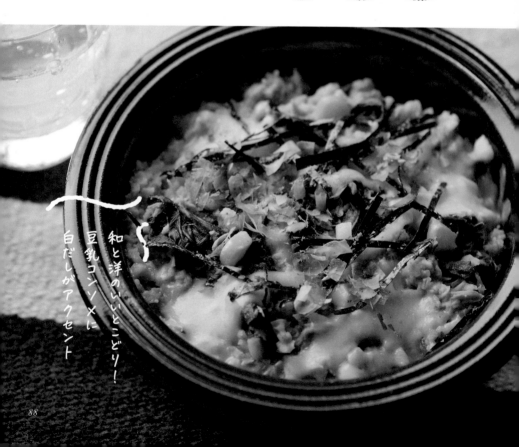

和と洋のいいとこどり！
豆乳コンソメに
白だしがアクセント

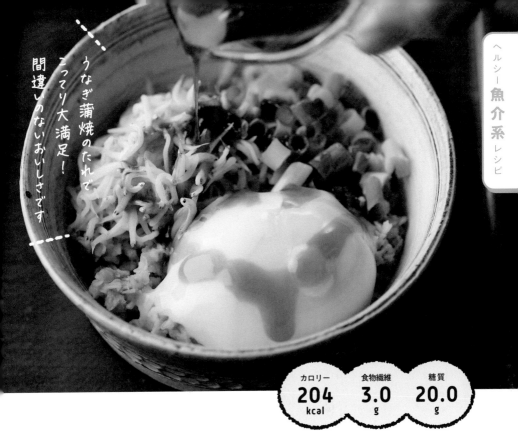

うなぎ蒲焼のたれで
こってり大満足！
間違いのないおいしさです

カロリー	食物繊維	糖質
204 kcal	**3.0** g	**20.0** g

旨いしらす丼

電子レンジ1つ

材料（1人分）

オートミール … 30g
水 … 50g
しらす … 10g
温泉卵（市販／付属のたれごと使う）
… 1個
小ねぎ（小口切り／冷凍でも可）
… 適量
うなぎ蒲焼のたれ … 小さじ1

作り方

1 耐熱容器にオートミールと水を加え、電子レンジで1分加熱して米化する。

2 しらす、温泉卵（付属のたれはお好みで）、小ねぎをのせ、うなぎ蒲焼のたれをかける。

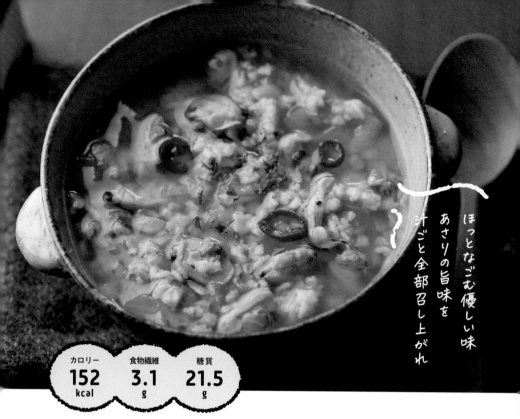

ほっとなごむ優しい味
あさりの旨味を
汁ごと全部召し上がれ

カロリー	食物繊維	糖質
152 kcal	**3.1** g	**21.5** g

あさりコンソメスープ

材料（1人分）

オートミール … 30g
水 … 50g
あさりの水煮缶 … 1/2缶（30g）
コンソメ（顆粒）… 小さじ1強
ガーリックパウダー … 5ふり
こしょう … 少々
白だし … 小さじ1/2
冷凍みじん切り玉ねぎ
（市販品／生でも可）… 大さじ1
唐辛子（輪切り）… 適量
水 … 100ml
パセリ（みじん切り）… 少々

作り方

1 耐熱容器にオートミールを入れて水を加え、電子レンジで1分加熱して米化し、あさりの水煮缶を汁ごと入れてほぐす。

2 残りの材料をすべて入れ、電子レンジで2分30秒加熱し、あればパセリを散らす。

MEMO

あさりにはダイエット中に不足しがちな、カルシウムや鉄分、ビタミンB12などが豊富で、貧血予防や疲労回復の効果が期待できます。意識的に摂取していくのがおすすめです。

Chapter 4

野菜・卵・豆腐系レシピ

カロリーや糖質を抑えつつ、栄養バランスも考えたい。そんな人にぴったりなのが、野菜や卵、豆腐メインの米化レシピ。肉や魚を使わなくてもお腹がしっかり満たされる、がっつりしたレシピになっています。

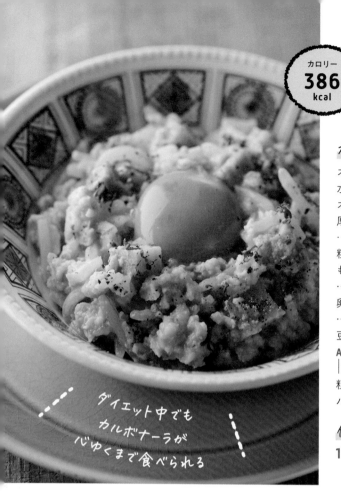

カロリー	食物繊維	糖質
386 kcal	**6.4** g	**27.7** g

材料（1人分）

オートミール … 30g
水 … 50ml
オリーブオイル … 小さじ1/2
厚切りベーコン(1cm角切り)
… 20g
粗挽きガーリック … 小さじ1
もやし(手で短く折る)
… 150g
卵(卵黄と卵白に分ける)
… 1個
豆乳 … 70ml
A コンソメ(顆粒) … 小さじ2
粉チーズ … 小さじ1と1/2
粗挽き黒こしょう … 適量
パセリ(みじん切り) … 適宜

作り方

1 耐熱容器にオートミールを
入れて水を加え、電子レン
ジで1分加熱して米化す
る。

2 フライパンにオリーブオイ
ルを入れて火にかけ、ベー
コン、粗挽きガーリックを
入れて炒め、もやし、卵白
を加えて炒め合わせる。

3 2に1を入れて炒め合わせ、
豆乳、**A**を加えてさらに炒
める。

4 器に盛って卵黄をのせ、粗
挽き黒こしょうをたっぷり
とふり、あればパセリを散
らす。

ダイエット中でも
カルボナーラが
心ゆくまで食べられる

もやしカルボ
リゾット

かんぞうメッセージ

高カロリーの印象が強いカルボナーラで
すが、オートミールともやしで作れば、
カロリーを抑えられます。ストイックに
ダイエットをしている人は、ベーコンを
ハムやソーセージに変えると、さらにカ
ロリーカットできますよ。

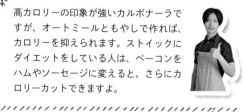

電子レンジ1つ　スープジャーにも

豆乳とんこつ風スープ飯

カロリー	食物繊維	糖質
160 kcal	**3.9** g	**22.6** g

材料（1人分）

オートミール … 30g
水 … 50ml
A 豆乳 … 50ml
　　水 … 30ml
　　鶏がらスープの素（顆粒）
　　　… 小さじ2/3
　　ガーリックパウダー
　　　… 小さじ1/3
　　塩昆布 … 2つまみ
小ねぎ（小口切り／冷凍でも可）
… 適量
紅しょうが … 適量
刻みのり … 適量
炒りごま（白）… ひとつまみ

作り方

1 耐熱容器にオートミール
　を入れて水を加え、電子
　レンジで1分加熱して米
　化する。

2 1にAを入れて混ぜ合わ
　せ、電子レンジで1分半
　加熱する。

3 2に小ねぎ、紅しょうが、
　刻みのりをのせ、白ごま
　を散らす。

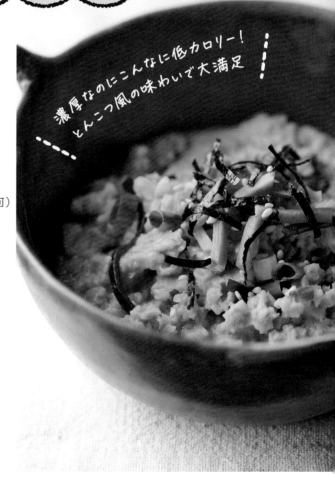

濃厚なのにこんなに低カロリー！
とんこつ風の味わいで大満足！

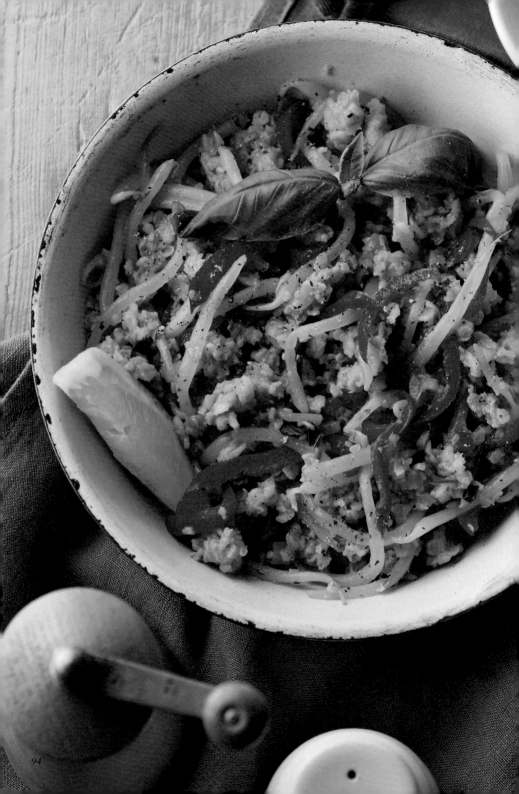

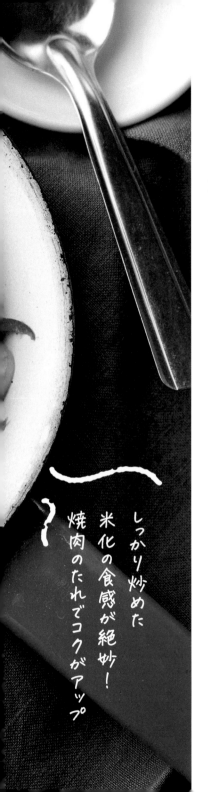

もやしで
焼肉のたれパエリア

材料（1人分）

オートミール … 30g
水 … 50ml
バター … 3g
もやし … 50g
赤パプリカ（細切り）… 20g
小ねぎ（小口切り／冷凍でも
可）… 大さじ1
塩・こしょう … 各少々

A 水 … 50ml
　鶏がらスープの素
　（顆粒）… 小さじ1/2
　ガーリックパウダー
　… 7ふり
焼肉のたれ… 大さじ1
粗挽き黒こしょう
… 少々
レモン1/8個（くし形切り）
… 適宜
バジル … 適宜

作り方

1 耐熱容器にオートミールを入れて水を加え、電子レンジで1分加熱して米化する。
2 フライパンを熱し、バター、もやし、赤パプリカ、小ねぎを炒め、塩・こしょうで味を調える。
3 2のフライパンに1、Aを入れて炒め合わせる。
4 3に焼肉のたれをかけてフタをし、少しずらして水分が飛んだら粗挽き黒こしょうをふり、あればレモンとバジルを飾る。

しっかり炒めた
米化の食感が絶妙！
焼肉のたれでコクがアップ

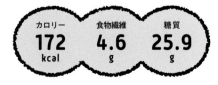

カロリー	食物繊維	糖質
172 kcal	4.6 g	25.9 g

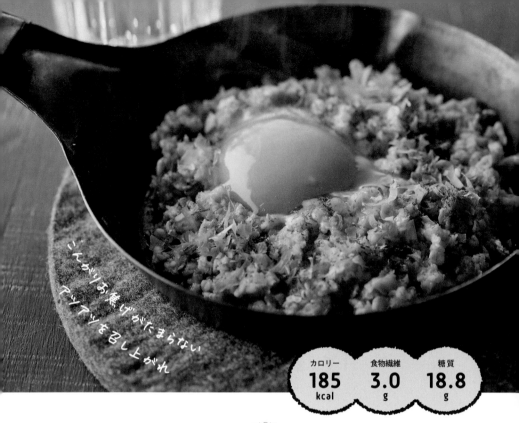

じんわりお焦げがたまらない
アツアツを召し上がれ

カロリー	食物繊維	糖質
185 kcal	**3.0** g	**18.8** g

アツアツTKO
たまご かけ オートミール

包丁を使わない

材料（1人分）

オートミール … 30ｇ
水 … 50ml
A 白だし … 小さじ1
　 しょうゆ … 小さじ1/2
卵 … 1個
かつお節 … 適量
青のり … 適量

作り方

1 小さめのフライパンにオートミールと水を入れて火にかけ、ふつふつしてきたら**A**を回し入れる。

2 1に卵を割り入れ、好みの焼け具合になったらかつお節と青のりをかける。

MEMO

少しお焦げができているくらいがおすすめ。卵かけごはん風なので、卵に火が通ってなくてもOKです。

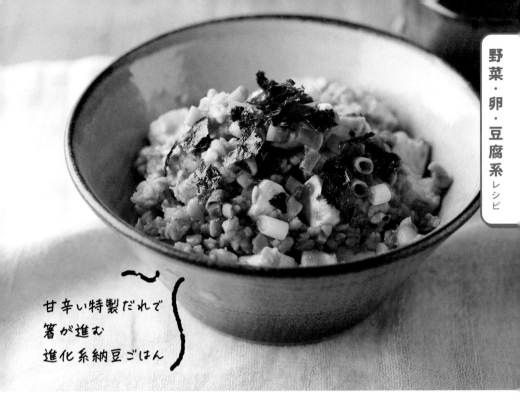

甘辛い特製だれで
箸が進む
進化系納豆ごはん

納豆と豆腐のスタミナ飯

電子レンジ1つ

材料（1人分）

オートミール … 30g
水 … 50ml
納豆（ひきわり）… 1パック（たれ付き）
木綿豆腐 … 130g
A 低糖質のケチャップ
　（またはケチャップ）… 小さじ2
　焼き肉のたれ … 小さじ1
　コチュジャン … 小さじ1/2
　ガーリックパウダー … 10ふり
　タバスコ … 5ふり
　粗挽き黒こしょう … 少々
味付けのり … 適量
小ねぎ（小口切り／冷凍でも可）
… 大さじ1
焼肉のたれ（仕上げ用）… 小さじ1/2

作り方

1 耐熱容器にオートミールを入れて水を加え、電子レンジで1分加熱して米化する。

2 納豆にたれを混ぜて1に入れる。さらに木綿豆腐を崩し入れ、**A**を加えて混ぜ合わせ、電子レンジで2分加熱する。

3 ちぎった味付けのり、小ねぎを散らし、仕上げ用の焼肉のたれをかける。

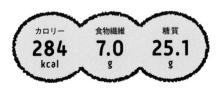

カロリー	食物繊維	糖質
284 kcal	**7.0** g	**25.1** g

包丁を使わない

もやしとひじきで炊き込みごはん風

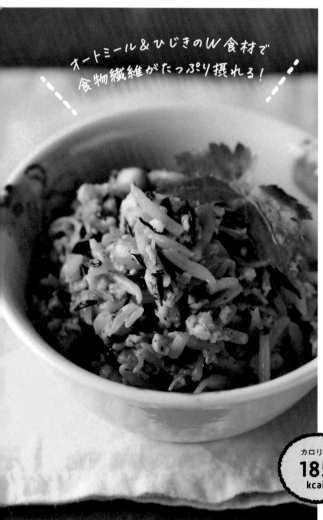

オートミール＆ひじきのW食材で
食物繊維がたっぷり摂れる！

材料（1人分）

オートミール … 20g
水 … 30ml
ごま油 … 小さじ1
もやし（手で短く折る） … 200g
ひじきの煮物（市販品） … 50g
低糖質のめんつゆ（めんつゆ） … 小さじ1
しょうゆ … 小さじ1/3
三つ葉 … 適量

作り方

1 耐熱容器にオートミールを入れて水を加え、電子レンジで1分加熱して米化する。

2 フライパンにごま油をひいて火にかけ、1、もやし、ひじきの煮物、低糖質のめんつゆを入れ、ほぐしながら炒める。

3 しょうゆを回しかけ、お好みでおこげを作り、三つ葉を飾る。

カロリー	食物繊維	糖質
185 kcal	**7.0** g	**18.3** g

材料（1人分）

オートミール … 10g
水 … 15ml
もやし（手で短く折る）… 70g
ミックスチーズ … 20g
片栗粉 … 小さじ1
オリーブオイル … 小さじ1
塩 … 少々
低糖質のケチャップ
（またはケチャップ）… 小さじ2
パセリ（みじん切り）… 適宜

ハッシュドもやし

カロリー	食物繊維	糖質
166 kcal	**2.3** g	**10.9** g

作り方

1 耐熱容器にオートミールを入れて水を加え、電子レンジで1分加熱して米化する。

2 1にもやし、ミックスチーズ、片栗粉を入れて混ぜ合わせる。

3 フライパンにオリーブオイルをひいて、2を潰しながら広げ、弱めの中火で両面を焼いて塩をふる。

4 皿に盛り、ケチャップをかけ、あればパセリを散らす。

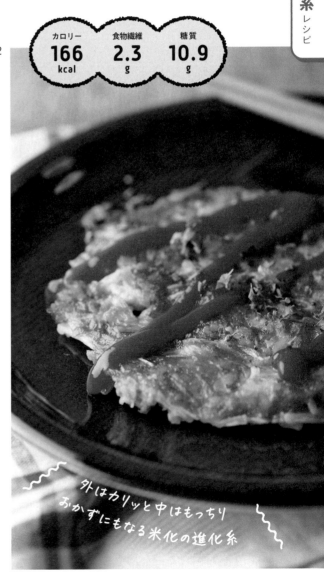

外はカリッと中はもっちり
おかずにもなる米化の進化系

これぞうメッセージ

自分でいうのもなんですが、本当にオートミール？　もやしどこいった？　ってくらいポテトです！

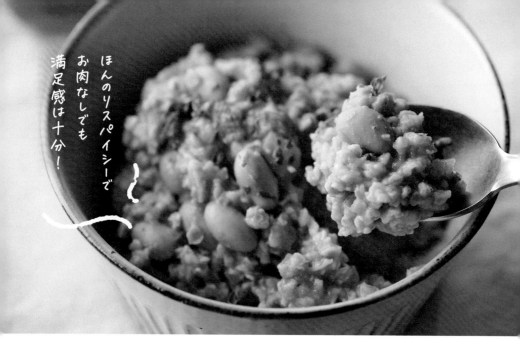

ほんのリスパイシーで
お肉なしでも
満足感は十分！

トマトジュースと 大豆水煮でチリコンカレー

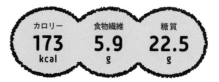
電子レンジ1つ

材料（1人分）

オートミール … 30g
水 … 50ml
大豆水煮 … 30g
トマトジュース … 40ml
冷凍みじん切り玉ねぎ
（市販品／生でも可）… 大さじ1
A ナツメグ … 3ふり
　豆乳 … 小さじ2
　水 … 大さじ1
　低糖質の甘味料（または砂糖）
　… 小さじ1
　コンソメ（顆粒）… 小さじ1/3
　カレーパウダー … 小さじ2/3
　ガーリックパウダー … 少々
　チリパウダー … 3ふり
パセリ（みじん切り）… 適宜

作り方

1 耐熱容器にオートミールを入れて水を加え、電子レンジで1分加熱し米化する。

2 別の耐熱容器に大豆水煮、トマトジュース、冷凍みじん切り玉ねぎ、Aを加えて混ぜ合わせ、電子レンジで1分半加熱する。

3 2に1を加えて混ぜ合わせ、あればパセリを散らす。

カロリー	食物繊維	糖質
173 kcal	**5.9** g	**22.5** g

きのこの和風クリーミー カレーリゾット

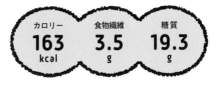

材料（1人分）

オートミール … 20g
水 … 30ml
しめじ … 20g
冷凍みじん切り玉ねぎ
（市販品／生でも可）… 小さじ1
A 豆乳 … 70ml
　水 … 50ml
　低カロリーのカレールウ
　（またはカレールウ）… 大さじ1
　白だし … 小さじ1/2
　低糖質の中濃ソース
　（または中濃ソース）… 小さじ1/3
　クミンシード … 少々
小ねぎ（小口切り／冷凍でも可）… 適宜

作り方

1 耐熱容器にオートミールを入れて水を加え、電子レンジで1分加熱して米化する。
2 1にしめじ、冷凍みじん切り玉ねぎ、Aを入れて混ぜ合わせ、ふんわりとラップをして電子レンジで3分30秒加熱し、あれば小ねぎを散らす。

カロリー	食物繊維	糖質
163 kcal	3.5 g	19.3 g

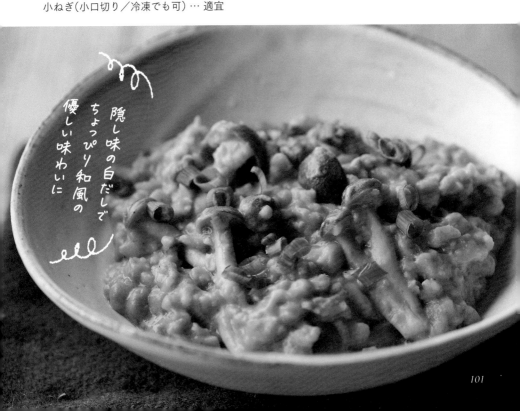

隠し味の白だしでちょっぴり和風の優しい味わいに

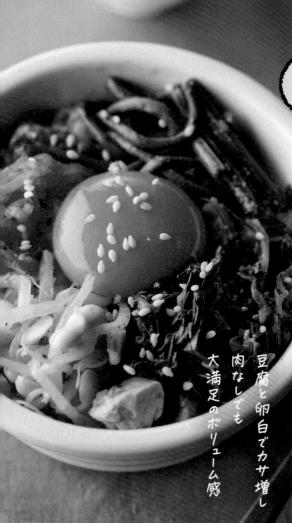

カロリー	食物繊維	糖質
266 kcal	**4.2** g	**18.7** g

材料 (1人分)

オートミール … 20g
水 … 30ml
木綿豆腐 … 65g
卵(卵黄と卵白に分ける) … 1個
A 焼き肉のたれ … 大さじ1
　鶏がらスープの素(顆粒)
　… ひとつまみ
白菜キムチ … 30g
ナムル(市販品) … 30g
粗挽き黒こしょう … 少々
ごま油 … 小さじ1/2
炒りごま(白) … 少々

作り方

1 耐熱容器にオートミールを入れ
て水を加え、電子レンジで1分
加熱して米化する。

2 1に木綿豆腐、卵白、**A**を入れて
混ぜ合わせ、電子レンジで1分
40秒加熱する。

3 2に白菜キムチ、ナムルをのせて
粗挽き黒こしょうをふり、ごま
油を回しかけて卵黄をのせ、炒
りごまをふる。

豆腐と卵白でカサ増し
肉なしでも
大満足のボリューム感

電子レンジ1つ　包丁を使わない

豆腐とキムチとナムルで
ヘルシービビンバ

ごろごろブロッコリーの
トマトクリーミーリゾット

材料（1人分）

オートミール … 30g

水 … 50ml

A ブロッコリー(冷凍／生でも可)

　　… 4〜5個

　　明太子 … 10g

　　トマトジュース … 60ml

　　豆乳 … 40ml

　　鶏がらスープの素(顆粒) … 小さじ1

　　低糖質の甘味料(または砂糖)

　　… 小さじ1

　　ガーリックパウダー … 少々

明太子(仕上げ用) … 少々

作り方

1 耐熱容器にオートミールを入れて水を加え、電子レンジで1分加熱して米化する。

2 1にAを入れて混ぜ合わせ、電子レンジで2分30秒加熱する。

3 2に仕上げ用の明太子をのせる。

カロリー	食物繊維	糖質
182 kcal	5.5 g	24.0 g

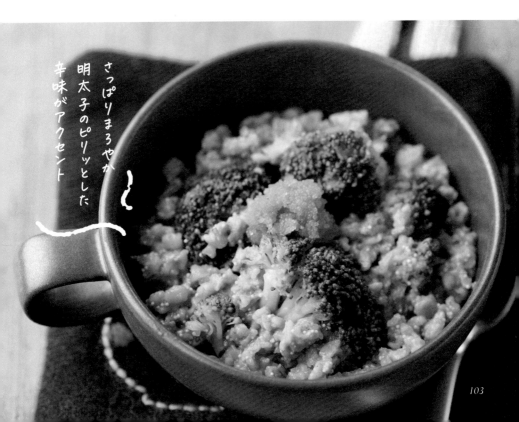

さっぱりまろやか
明太子のピリッとした
辛味がアクセント

バキバキもやし
キムチチャーハン

もやしでカサ増し！
お腹がしっかり満たされて
こんなにヘルシー！

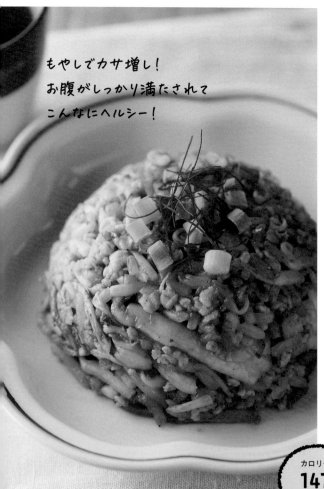

材料（1人分）

オートミール … 20g
水 … 30ml
もやし（手で短く折る）… 200g
ごま油 … 小さじ1
白菜キムチ … 50g
A 焼肉のたれ … 小さじ1
　鶏がらスープの素（顆粒）
　　… 小さじ1/2
　低糖質の甘味料
　（または砂糖）… 小さじ1/2
　粗挽きガーリック … 少々
　塩・粗挽き黒こしょう
　　… 各少々
小ねぎ（小口切り／冷凍でも
可）… 大さじ1
糸唐辛子 … 適宜

作り方

1 耐熱容器にオートミールを
　入れて水を加え、電子レン
　ジで1分加熱して米化す
　る。

2 フライパンにごま油をひい
　て熱し、1ともやしを炒める。

3 2に白菜キムチ、Aを加え
　て炒め合わせ、器に盛る。
　仕上げに小ねぎを散らし、
　あれば糸唐辛子を飾る。

カロリー	食物繊維	糖質
147 kcal	**6.0** g	**18.4** g

電子レンジ1つ

豆乳ペペロンリゾット

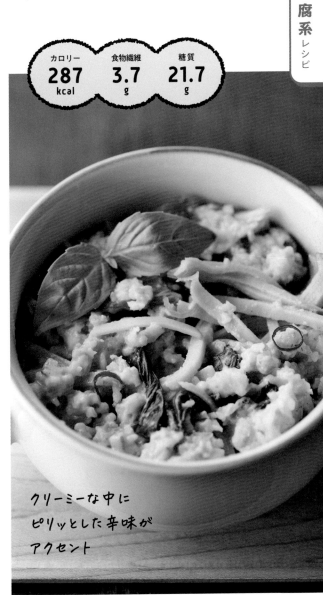

カロリー	食物繊維	糖質
287 kcal	**3.7** g	**21.7** g

材料（1人分）

オートミール … 30g

水 … 50ml

ハム（細切り）

… 4枚分

ほうれん草（冷凍／生でも可）

… 20g

ミックスチーズ … 15g

A 豆乳 … 30ml

　水 … 20ml

　オリーブオイル

　… 小さじ1/2

　コンソメ（顆粒）

　… 小さじ2/3

　ガーリックパウダー

　… 小さじ1/3

　赤唐辛子（輪切り）… 少々

　塩 … 少々

バジル … 適宜

作り方

1 耐熱容器にオートミールを入れて水を加え、電子レンジで1分加熱して米化する。

2 1にハム、ほうれん草、ミックスチーズ、Aを入れて混ぜ、電子レンジで2分加熱し、あればバジルを飾る。

クリーミーな中に
ピリッとした辛味が
アクセント

わかめスープごはん

材料（1人分）

オートミール … 30g
水 … 50ml
A　わかめごはんの素 … 2g
　│　水 … 70ml
韓国のり … 少々
煮卵（市販品）… 1個
炒りごま（白）… 少々
糸唐辛子 … 適宜

作り方

1 耐熱容器にオートミールを入れて水を加え、電子レンジで1分加熱して米化する。
2 1にAを入れて混ぜ合わせ、電子レンジで2分加熱する。
3 2に韓国のりを細かくちぎって散らし、半分に切った煮卵をのせて炒りごまをふり、あれば糸唐辛子を飾る。

カロリー	食物繊維	糖質
190 kcal	**4.0** g	**19.3** g

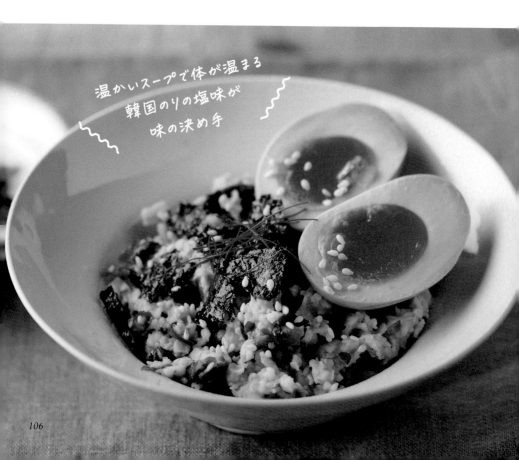

温かいスープで体が温まる
韓国のりの塩味が
味の決め手

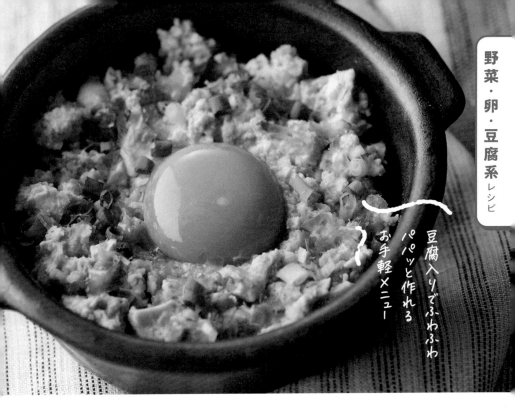

豆腐入りでふわふわ
パパッと作れる
お手軽メニュー

玉子豆腐おじや

電子レンジ1つ

材料（1人分）

オートミール … 20g
水 … 30ml
卵（卵黄と卵白に分ける） … 1個
木綿豆腐 … 130g
A しょうゆ … 大さじ1
　低糖質甘味料（または砂糖）
　　… 小さじ1
　白だし … 小さじ2
かつお節 … 少々
小ねぎ（小口切り／冷凍でも可） … 適宜

作り方

1 耐熱容器にオートミールを入れて水を加え、電子レンジで1分加熱して米化する。
2 1に卵白と豆腐を崩しながら入れて混ぜ合わせる。
3 2にAを加えて混ぜ合わせ、電子レンジで4分加熱する。
4 かつお節と卵黄をのせ、あれば小ねぎを散らす。

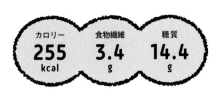

カロリー	食物繊維	糖質
255 kcal	3.4 g	14.4 g

パリパリもちもちの生地がまるでピザ
ごはん系のレシピに飽きたときに

カロリー	食物繊維	糖質
163 kcal	**4.0** g	**10.7** g

野菜のせ フライパンピザ

材料 (1人分)

A
オートミール … 10g
おからパウダー
（微粉タイプ）… 5g
片栗粉 … 小さじ1/2
水 … 40ml
塩 … 少々
オリーブオイル
… 小さじ1/2

B
ピザソース … 小さじ
ミニトマト（4等分に切る）
… 2個分
黒オリーブ … 適量
黄パプリカ（細切り）
… 1/8個分
ミックスチーズ … 20g
ベビーリーフ … 適量
粗挽き黒こしょう … 適量
バジル … 適宜

作り方

1 容器にオートミール、**A**を入れて混ぜ合わせる。
2 フライパンにオリーブオイルをひいて火にかけ、1を丸く広げて弱火で3分焼く。
3 ひっくり返して一度火を止め、ピザソースを塗り、**B**、ミックスチーズをのせてフタをし、弱火で蒸し焼きにする。
4 チーズが溶けたらベビーリーフをのせ、粗挽き黒こしょうをふり、あればバジルを飾る。

これぞうメッセージ
ヘルシーなピザを作りたくて考案したレシピです。フライパンで香ばしく作れて大満足！

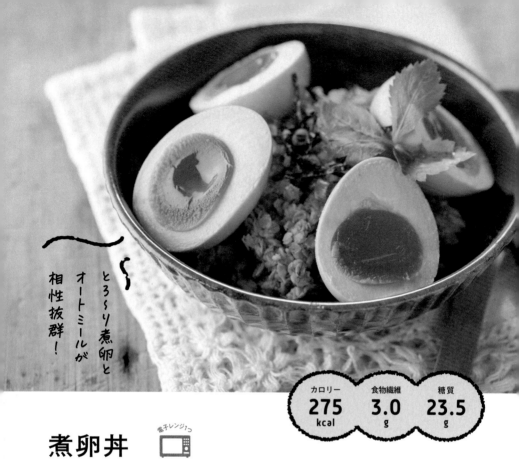

とろ〜り煮卵と
オートミールが
相性抜群！

カロリー	食物繊維	糖質
275 kcal	**3.0** g	**23.5** g

煮卵丼

電子レンジ1つ

材料 (1人分)

オートミール(ロールドオーツ) … 30g
半熟煮卵(市販品／つゆごと使う)
　… 2個
ラー油 … 少々
小ねぎ(小口切り／冷凍でも可)
　… 大さじ1
刻みのり … 適量
三つ葉 … 適宜

作り方

1　オートミールに半熟煮卵のつゆ50mlをか
　け、2〜3分吸わせたら電子レンジで1分加
　熱する。

2　1にラー油をかけ、小ねぎ、刻みのり、半
　分に切った半熟煮卵をのせ、あればみつば
　を飾る。

これぞうメッセージ

市販の半熟煮卵を食べる際、「よくつ
ゆが余っていて、おいしいのにもっ
たいないな」と思ったので米化に使っ
てみたところ、ラーメン屋の賄いの
ような極旨レシピができました！

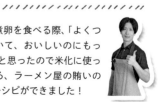

納豆ペペロンリゾット

 電子レンジ1つ 包丁を使わない

材料 (1人分)

オートミール … 30g

水 … 50ml

ひきわり納豆(付属のたれを混ぜておく)
… 1パック

卵(卵黄と卵白に分ける) … 1個

A コンソメ(顆粒) … 2つまみ
　粗挽きガーリック … 少々
　赤唐辛子(輪切り) … 少々

粗挽き黒こしょう … 少々

イタリアンパセリ(乾燥でも可) … 適宜

作り方

1 耐熱容器にオートミールを入れて水を加え、電子レンジで1分加熱して米化する。

2 1にひきわり納豆、卵白、Aを入れて混ぜ合わせ、電子レンジで2分加熱する。

3 2に卵黄をのせて粗挽き黒こしょうをふり、あればイタリアンパセリを飾る。

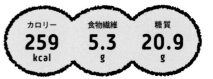

カロリー	食物繊維	糖質
259 kcal	5.3 g	20.9 g

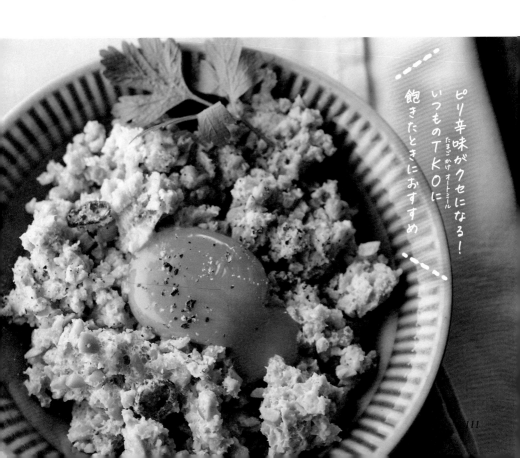

ピリ辛味がクセになる！
いつものTKO(たまごかけオートミール)に
飽きたときにおすすめ

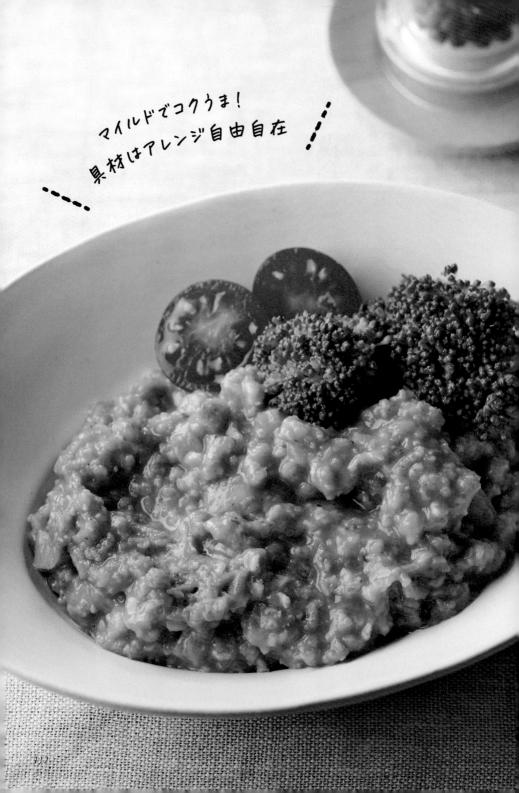

マイルドでコクうま！
具材はアレンジ自由自在

電子レンジ1つ　スープジャーにも

ドライカレー

材料（1人分）

オートミール … 30g
水 … 50ml
卵 … 1個
冷凍みじん切り玉ねぎ
（市販品／生でも可）
… 大さじ1

A 豆板醤 … 小さじ1/3
　焼き肉のたれ
　… 小さじ1と1/2
　カレーパウダー
　… 小さじ1
　低糖質の甘味料
　（または砂糖）… 小さじ1/2
ブロッコリー（冷凍／
生を茹でたものでも可）
… 適宜
ミニトマト（半分に切る）…適宜

作り方

1 耐熱容器にオートミールを入れて水を加え、電子レンジで1分加熱して米化する。

2 1に卵、冷凍みじん切り玉ねぎ、**A**を入れて混ぜ合わせ、電子レンジで1分30秒加熱する。器に盛り、あればブロッコリー、ミニトマトを飾る。

カロリー
210
kcal

食物繊維
5.0
g

糖質
22.3
g

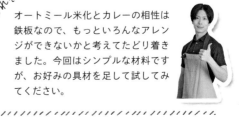

これぞうメッセージ

オートミール米化とカレーの相性は鉄板なので、もっといろんなアレンジができないかと考えてたどり着きました。今回はシンプルな材料ですが、お好みの具材を足して試してみてください。

113

おいしく食べて楽しくやせる！

オートミール米化 献立

オートミールをどう取り入れていいかわからない！　という人のために、
本気でやせたい「ダイエット期」と、
体型維持が目標の「キープ期」の食べ方、献立例を紹介します。

[食べ方のポイント]

point 1
ダイエット期の主食は すべてオートミール米化！

本気でやせたい人は、白米やパン、麺類といった主食をすべてオートミール米化にシフトしましょう！ これだけでも大幅にカロリー&糖質ダウン。サラダなどの野菜をプラスして、野菜から食べるようにすればさらにGOOD。

point 2
ダイエット期も キープ期もたんぱく質を しっかり摂る

オートミール米化生活を始めると、自然と糖質が減るので、その分のエネルギーはたんぱく質でしっかり補います。筋肉の原料となるたんぱく質が少ないと、筋肉が減って代謝がダウン。太りやすい体質になってしまうので注意しましょう。

point 3
低糖質高たんぱくの おやつで急激な 血糖値の上昇を防止！

食事と食事の時間が空きすぎると、次の食事で血糖値が急上昇して太りやすくなってしまうので、適度な間食は大切。ダイエット期は、プロテインドリンクやプロテインバーなどで不足しがちなたんぱく質を補います。

point 4
外出する場合は、 オートミール米化の 持ち運びレシピを活用！

ダイエット期はランチもできるだけオートミール米化レシピを食べたいので、P58〜67で紹介している持ち運びラクラクレシピを積極的に取り入れましょう。オートミール米化おにぎりに、市販のサラダや惣菜を買い足すのもおすすめです。

point 5
キープ期になったら オートミール米化は 夜のみにシフト

キープ期になったら、3食食べていたオートミール米化を1日2食、1日1食と減らしていきます。夕食だけはオートミール米化を習慣にし続けると、リバウンドしにくく、体型コントロールがしやすくなりますよ。

「ダイエット期」の献立例

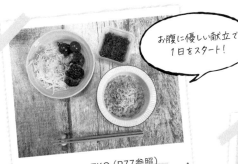

お腹に優しい献立で
1日をスタート！

- ✔ しらすバターTKO（P77参照）
- ✔ 野菜サラダ
- ✔ めかぶ

朝食

ランチはボリューム重
視！ しっかり食べて
午後の活力を補給

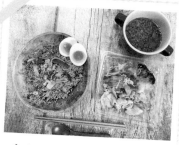

- ✔ ビリヤニ（P22参照）
- ✔ 鶏むね肉のサラダ
- ✔ オニオンスープ

昼食

低糖質のおやつで
ドカ食いを予防！

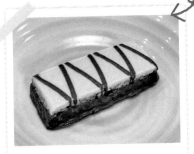

- ✔ 低糖質バー

おやつ

パン系レシピで
マンネリ防止！

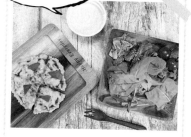

- ✔ 野菜のせフライパンピザ（P108参照）
- ✔ 野菜サラダ
- ✔ 野菜のごま和え
- ✔ 高たんぱくのヨーグルト（加糖）

夕食

ダイエット期もキープ期も
「ちょっとたんぱく質が足り
ないかな？」と感じたら、プ
ロテインを飲んで補ってく
ださい。特に運動を取り入
れている人は、たんぱく質を
意識的に摂取しましょう！

「キープ期」の献立例

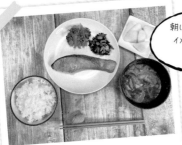

朝は旅館の和定食を
イメージしてみそ汁は
具だくさんに！

✓ 白米茶碗1杯
✓ 焼き鮭
✓ ひじきの煮物
✓ 野菜の胡麻和え
✓ 具だくさんみそ汁
✓ りんご

朝食

食後血糖値が上がりにくい
そば＆酢の物をセレクト

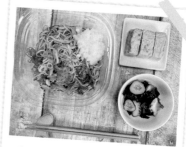

✓ おろしそば
✓ 卵焼き
✓ たこときゅうりの酢の物

昼食

間食はオートミールおやつで
おいしく栄養補給！

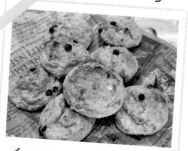

✓ ひと口もちもちパン（P24参照）

おやつ

高カロリーな料理は
オートミール米化で
カロリーコントロール！

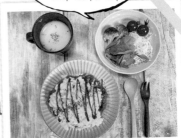

✓ もやしチキンオムライス（P36参照）
✓ コーンスープ
✓ 野菜サラダ

夕食

キープ時は食べてはいけな
いものはありませんが、夕食
の主食をオートミールに変え
て、なるべく野菜を摂るよ
うにすると、キレイな体型を
キープしやすくなります！

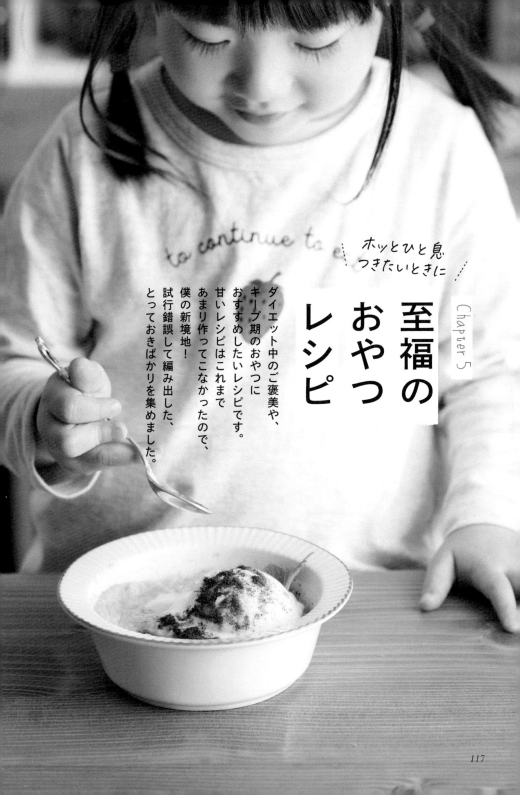

Chapter 5

至福の
おやつ
レシピ

ダイエット中のご褒美や、
キープ期のおやつに
おすすめしたいレシピです。
甘いレシピはこれまで
あまり作ってこなかったので、
僕の新境地！
試行錯誤して編み出した、
とっておきばかりを集めました。

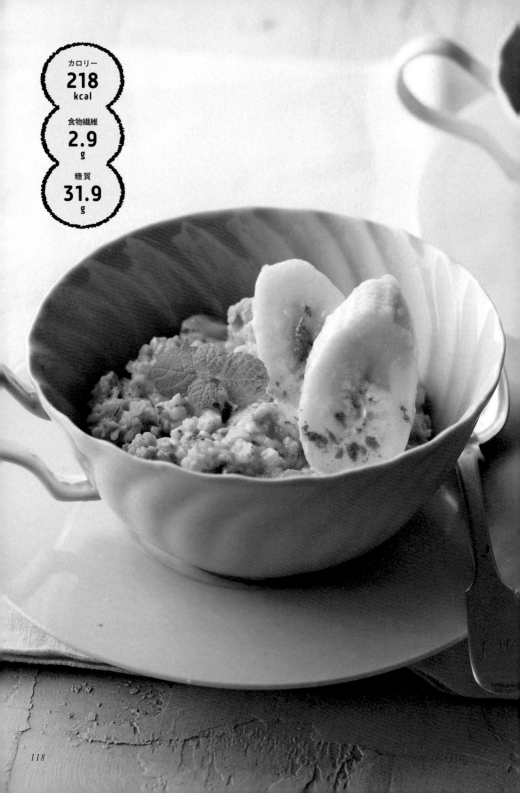

カロリー
218
kcal

食物繊維
2.9
g

糖質
31.9
g

118

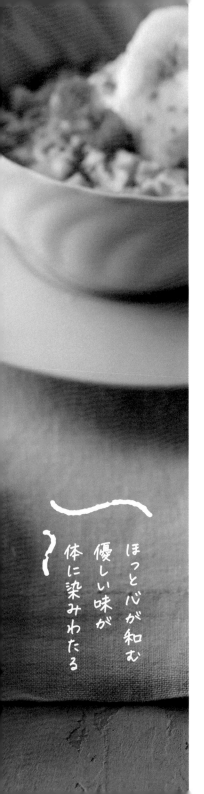

電子レンジ1つ

バナナのリオレ

材料（1人分）

バナナ … 小1本(80g)
オートミール … 20 g
水 … 30ml
A 豆乳 … 50ml
　低糖質甘味料
　（または砂糖）… 小さじ2
　バニラエッセンス
　… 3滴
　レモン汁 … 小さじ1/2

シナモンパウダー
… 少々
生クリーム … 適量
ミント … 適宜

作り方

1 飾り用のバナナを少量残し、残りのバナナを耐熱容器に入れる。

2 1にオートミールを入れて水を加え、電子レンジで1分加熱して米化し、バナナを潰しながら混ぜる。

3 2にAを混ぜ合わせ、電子レンジで1分加熱する。
器に盛り、飾り用のバナナをのせ、シナモンをふり、生クリームをかける。あればミントを飾る。

ほっと心が和む
優しい味が
体に染みわたる

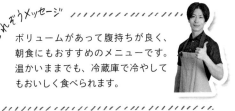

じんぞうメッセージ

ボリュームがあって腹持ちが良く、
朝食にもおすすめのメニューです。
温かいままでも、冷蔵庫で冷やして
もおいしく食べられます。

チャイグラノーラ風

材料 (1人分)

オートミール … 20g

豆乳 … 30ml

A 粉末ミルクティー … 10g
　 ドライフルーツ … ひとつまみ
　 ジンジャーパウダー … 小さじ1/3
　 シナモン … 小さじ1/3
　 はちみつ … 少量

作り方

1 耐熱容器にオートミールを入れて豆乳を加え、電子レンジで1分加熱する。

2 Aを入れて混ぜ合わせ、お好みで豆乳（分量外）を足す。

MEMO

冷蔵庫で冷やしてそのまま食べるか、豆乳（分量外）を足してレンジで加熱し、温かくして食べてもおいしくいただけます。

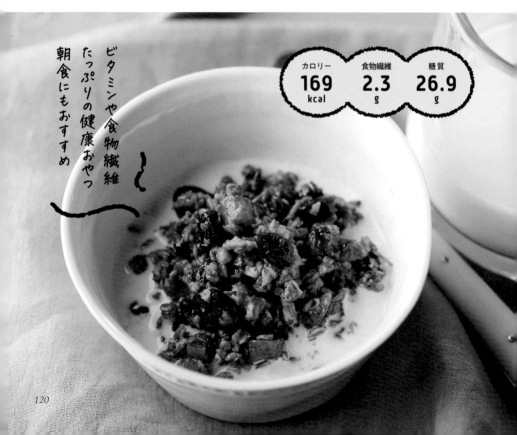

朝食にもおすすめ
たっぷりの健康おやつ
ビタミンや食物繊維

カロリー	食物繊維	糖質
169 kcal	2.3 g	26.9 g

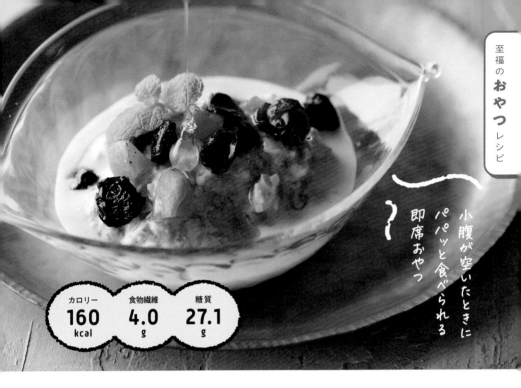

小腹が空いたときに
パパッと食べられる
即席おやつ

カロリー	食物繊維	糖質
160 kcal	**4.0** g	**27.1** g

オーバーナイト
しなくてもOKオーツ

包丁を使わない

材料（1人分）

オートミール … 20g
豆乳 … 10g
A 低糖質のバニラアイス
　（またはバニラアイス）… 25g
　高たんぱくのヨーグルト（加糖）
　… 25g
　ドライフルーツ … 10g
はちみつ … 少量
ミント … 適宜

作り方

1　器にオートミール、豆乳、Aを順に入れ、ラップをかけて冷蔵庫に入れる。

2　1時間ほどしてアイスがほどよく溶けたら、はちみつをかけ、あればミントを飾る。

"こんぞうメッセージ"

オートミールを牛乳や豆乳にひと晩浸して食べるヘルシーフードをオーバーナイトオーツといいますが、これはひと晩おかなくてもいいので、食べたいときにパパッと作ることができます！

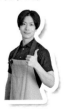

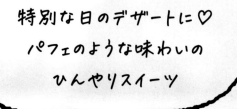

特別な日のデザートに♡
パフェのような味わいの
ひんやりスイーツ

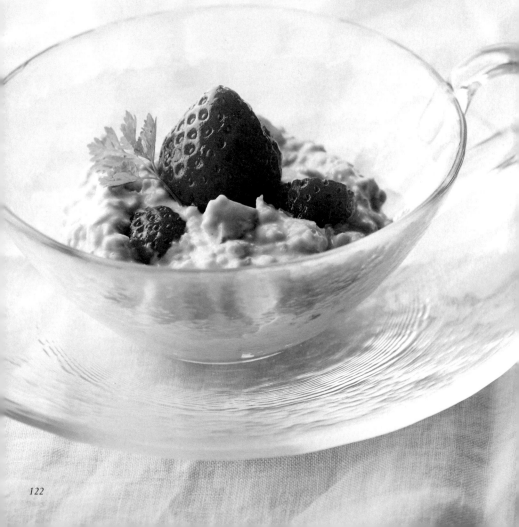

カロリー **148** kcal	食物繊維 **5.3** g	糖質 **22.7** g

オーバーナイト風
いちごパフェ

材料（1人分）

A オートミール … 20g
　豆乳 … 10g
　低糖質のバニラアイス
　（またはバニラアイス）… 30g
　低糖質のいちごジャム
　（またはいちごジャム）… 10g
　高たんぱくのヨーグルト（加糖）… 30g

いちご … 3個
チャービル … 適宜

作り方

1 器にAを上から順に入れてラップをし、冷蔵庫で数
　時間冷やす。
2 いちご2個を細かく刻んで1にのせる。残りのいちご
　をのせ、あればチャービルを飾る。

これぞうメッセージ

Aの材料は、混ぜ合わせず順番に重ねて層
を作ると、よりいちごパフェのような見た
目に。また違った味わいが楽しめるので、
お好みの食べ方で召し上がってください！

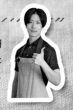

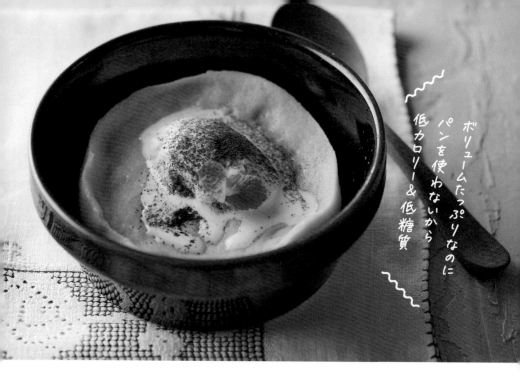

ボリュームたっぷりなのに
パンを使わないから
低カロリー＆低糖質

しみしみフレンチ蒸しパン

電子レンジ1つ　包丁を使わない

材料 (1人分)

オートミール … 5g

水 … 30ml

バター … 3g

A　溶き卵 1個分

　　低糖質甘味料(または砂糖)

　　… 小さじ2

　　裏ごしカッテージチーズ … 20g

　　おからパウダー(微粉タイプ)

　　… 小さじ1

　　豆乳 … 10ml

　　バニラエッセンス … 3滴

　　レモン汁 … 3滴

低糖質のバニラアイス

(またはバニラアイス) … 20g

ココアパウダー … 適量

ミント … 適宜

作り方

1 耐熱容器にオートミールを入れて水を加え、電子レンジで1分加熱して米化し、バターを入れてほぐす。

2 1にAを入れて混ぜ合わせ、電子レンジで2分加熱する。

3 2に低糖質のバニラアイスをのせ、ココアパウダーをふり、あればミントを飾る。

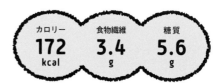

カロリー	食物繊維	糖質
172 kcal	3.4 g	5.6 g

きなこ棒

 電子レンジ1つ　包丁を使わない

材料 (1人分)

オートミール … 10g

A　きな粉 … 10 g
　│　豆乳 … 30ml
　│　低糖質甘味料(または砂糖)
　│　… 小さじ2

B　きな粉 … 5g
　│　有塩バター … 3g

きな粉(仕上げ用) … 適量

カロリー	食物繊維	糖質
147 kcal	**3.9** g	**9.0** g

作り方

1　耐熱容器にオートミールとAを入れて混ぜ合わせ、電子レンジで1分加熱して米化する。

2　1にBを入れてよく混ぜ、3等分してそれぞれ棒状に伸ばし、クッキングシートの上に並べる。

3　2を電子レンジで2分30秒加熱し、粗熱が取れたら器にのせ、仕上げ用のきな粉をふる。

これぞうメッセージ

駄菓子屋などで売られているきなこ棒が無性に食べたくなって作ってみたのですが、奇跡的に、より上品でおいしい味に仕上がりました!

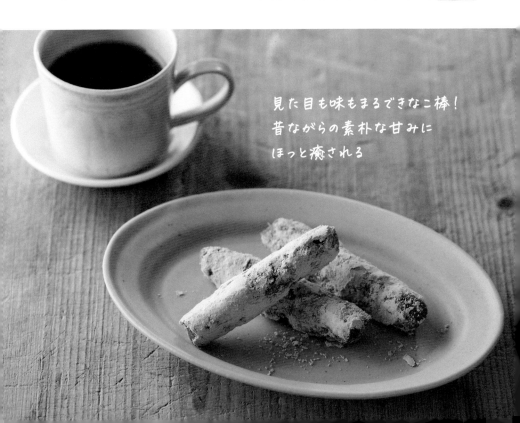

見た目も味もまるできなこ棒!
昔ながらの素朴な甘みに
ほっと癒される

サクもちぬれ煎餅

包丁を使わない

材料（1人分）

オートミール … 30g
水 … 60ml
A 低糖質甘味料（または砂糖）
| … 小さじ1と1/2
| しょうゆ … 小さじ1と1/2
オリーブオイル … 大さじ1

作り方

1 耐熱容器にオートミールを入れて水を加え、電子レンジで1分加熱して米化する。
2 1にAを入れて混ぜ合わせ、食べやすい大きさに丸く延ばす。
3 フライパンにオリーブオイルをひいて熱し、2を入れて両面をこんがりと焼く。

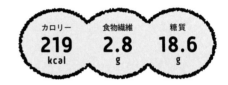

カロリー	食物繊維	糖質
219 kcal	**2.8** g	**18.6** g

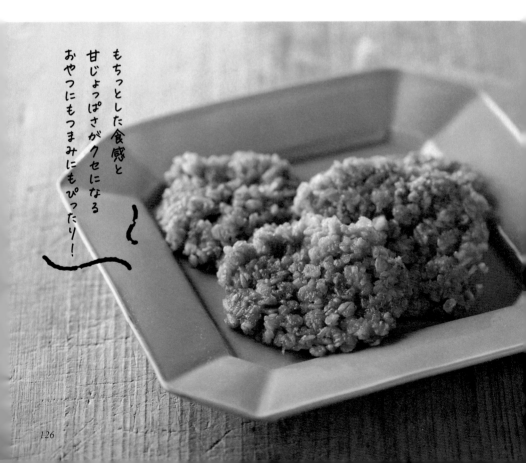

もちっとした食感と甘じょっぱさがクセになるおやつにもつまみにもぴったり！

Conclusion

おわりに

　普段から僕のtwitterを見てくださっている方も、今回はじめてオートミール米化を知ってくださったという方も、まずは本書を手にとっていただきありがとうございます。そして、日頃から応援してくださっている皆様のおかげで、「オートミール米化レシピ」の2冊目の出版が叶いました。本当にありがとうございます！

　自分のダイエットのためにスタートしたオートミール米化ですが、今では多くの方に実践していただき、「無理せずやせられた！」という声をたくさんいただいていることを、とてもうれしく思っています。「こんな簡単でヘルシーなレシピがあったのか！」と思っていただけたら本望です。

　今回は、前著同様「簡単・おいしい・がっつりヘルシー」をモットーに、より料理のバリエーションを増やし、満腹感が得られるよう意識して作りました。ダイエット中は我慢しなくてはならない、本来はハイカロリーな料理を、オートミール米化でヘルシーに食べられるようにする試みにもたくさんチャレンジしています。「ダイエット中なんだから、食べるのを諦めなくては……」そんな常識を覆し、「ダイエット中でも好きなものを心ゆくまで食べられる」というレシピになっているのではないか、と思います。

　「ダイエットはつらいもの」と毎日耐えている方に、無理なく、おいしく、気楽に楽しく続けられるダイエットがあることを知ってもらいたい。「オートミール米化」が日本の食文化の一つとなれるよう、これからも発信し続けていきたいと思います。

これぞう

協力メーカー・ショップリスト 〜〜〜〜〜〜〜

カゴメお客様相談センター　☎0120-401-831
カルディコーヒーファーム お客様相談室　☎0120-415-023
紀文食品　お客様相談室　☎0120-012-778
キング醸造　お客様相談室　079-495-3986
サラヤ　☎0120-40-3636
糖質制限ドットコム　075-873-2170
日本食品製造合資会社　info@nihonshokuhin.co.jp
三菱食品お客様相談室（からだシフト）　☎0120-561-789
ヤマモリ　お客様相談室　☎0120-04-9016
ユナイテッドヘルス　ヤフー店　03-4330-2155

※お問い合わせ受付時間はメーカー、ショップによって異なります。

PROFILE

著 これぞう

１９８４年生まれ。オートミールを米のように調理し、主食に置き換えるオートミール米化レシピ研究家、オートミール米化ダイエットアドバイザー。自らもオートミール米化により１０５キロから６５キロへの減量に成功。ＴＶ番組等の出演多数。
HP：https://cocolepo.com/
Twitter：@colezosan

STAFF

監修(P10〜11)／
石原新菜(イシハラクリニック)
フードコーディネイト／若宮寿子
料理アシスタント／辻紀子、中村淳子、
　　　　　　　　　庄司好美、小鹿原優子
栄養計算／嶋田雅子
撮影／原田真理
スタイリング／木村柚加利
スタイリングアシスタント／鈴木苗久美
調理協力／北島真維

執筆協力／宮本貴世
編集協力／上野真依、明道聡子(リブラ舎)
デザイン／根本綾子、松下もも(Karon)
校正／合同会社こはん商会、林佐絵

撮影協力／UTUWA 03-6447-0070

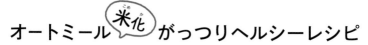

オートミール米化がっつりヘルシーレシピ

2021年12月28日　第１刷発行

発行人　　中村 公則
編集人　　滝口 勝弘
企画編集　石尾 圭一郎
発行所　　株式会社学研プラス　〒141-8415　東京都品川区西五反田２−１１−８
印刷所　　大日本印刷株式会社
DTP　　　株式会社グレン

〈この本に関する各種お問い合わせ先〉
・本の内容については、下記サイトのお問い合わせフォームよりお願いします。
　https://gakken-plus.co.jp/contact/
・在庫については　Tel 03-6431-1250(販売部)
・不良品(落丁、乱丁)については　Tel 0570-000577
　学研業務センター　〒354-0045 埼玉県入間郡三芳町上富279-1
・上記以外のお問い合わせは　Tel 0570-056-710(学研グループ総合案内)
©korezo 2021 Printed in Japan